百万粉丝大 V 写给女性的保养全书

U0389606

不懂营养的
女人老得快

曾强生　著

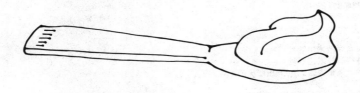

吉林科学技术出版社

图书在版编目（CIP）数据

不懂营养的女人老得快 / 曾强生著. -- 长春 ：吉林科学技术出版社，2023.8
ISBN 978-7-5744-0410-6

Ⅰ．①不… Ⅱ．①曾… Ⅲ.①女性－衰老－基本知识②女性－饮食营养学－基本知识 Ⅳ.①R339.33②R153.1

中国国家版本馆CIP数据核字(2023)第095751号

不懂营养的女人老得快

BU DONG YINGYANG DE NÜREN LAO DE KUAI

著	曾强生
出版人	宛 霞
责任编辑	赵 兵
助理编辑	宿迪超　郭劲松
封面设计	长春市阴阳鱼文化传媒有限责任公司
制 版	长春市阴阳鱼文化传媒有限责任公司
开 本	16
幅面尺寸	170 mm×240 mm
字 数	175千字
印 张	12.5
印 数	1-5 000 册
版 次	2023年8月第1版
印 次	2023年8月第1次印刷

出 版	吉林科学技术出版社
发 行	吉林科学技术出版社
地 址	长春市福祉大路5788号出版大厦A座
邮 编	130118
发行部电话/传真	0431-81629529　81629530　81629531
	81629532　81629533　81629534
储运部电话	0431-86059116
编辑部电话	0431-81629518
印 刷	长春新华印刷集团有限公司

书 号	ISBN 978-7-5744-0410-6
定 价	49.90

目 录

 保持年轻，从了解营养开始

第二章　吃对营养，女人也能"逆龄"生长

第三章　营养减肥，帮你越吃越瘦

第四章　调养女性身体的营养食物

第五章　让营养守护好妇科的健康

第六章　**女人特殊时期的营养方案**

第七章 一日三餐的饮食方案

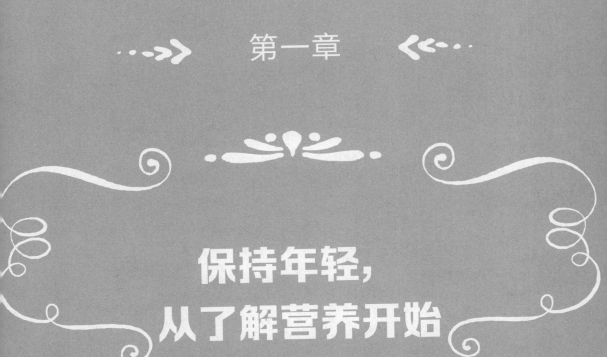

第一章

保持年轻，
从了解营养开始

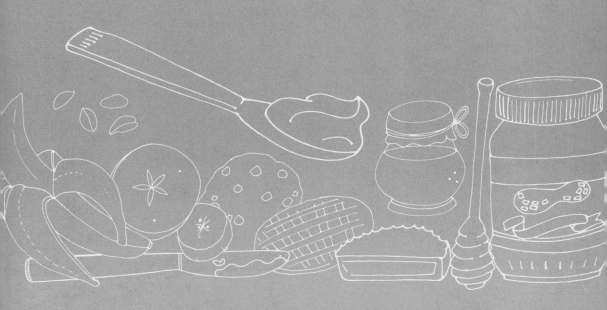

每个人都会经历衰老的过程，

但你会发现，在同龄人身上存在看上去年纪差很大的情况。

究其原因，与衰老速度有关。

我们的身体每天需要大量营养来保证身体机能的正常运行。

如果缺失某些营养，

就会导致某些机能衰退得更快，从而提前衰老。

因此，保证营养的摄入对于每个人来说都十分重要，

尤其是爱美的女性朋友们。

作为一名最懂女性的营养师，

我强烈建议女性朋友们多了解一些营养学相关知识，

通过食物来帮助你保持容颜。

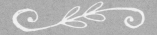

①

营养不仅仅是
一日三餐

我经常会听到大家说这样的话："我每天都有好好吃饭，怎么会营养不良呢"，又或者是"我每天都吃很多呀，我都这么胖了，怎么会缺营养。"那么，一日三餐与营养充足可以画等号吗？

很遗憾，那些说每天吃很多的人，你之所以变得那么胖，是因为体内脂肪太多，而脂肪和营养是两码事儿。如果你认为只要填饱肚子就不会营养不良，那你的想法就太天真了。比如每天只是吃面条，这种食物给身体提供的大部分营养物质是碳水化合物，而其他的营养物质摄入就会不足。即使你每天吃 5 碗面条，也不能满足身体所需要的营养。反而会让你的肚子越来越大，赘肉越来越多。

即使你每天都有好好地、认真地安排一日三餐，也不能保证你真的能把三餐"吃好"。我这里说的"吃好"，指的是营养均衡的合理膳食。试问现在有几个人能把一日三餐，按照《中国居民膳食指南》所推荐的每日营养摄取量来安排呢？即使像我这么专业的营养师，也不能保证自己每天或者一段时间内都能均衡地摄入身体必需的营养物质。更别说是你们这些生怕吃胖的爱美人士了，所以别看大家的生活水平不低，却很难做到饮食营养均衡。

经历过妊娠的女性应该都知道，孕妇在孕后期时，医生会让大家保证每天摄入 1000 毫克的钙。这时候，如果单纯依靠一日三餐的食物来补充钙，是很难达到 1000 毫克这个量的。这时候，就需要通过服用钙剂来帮助补充。

你可能会说，孕妇是一个特殊群体，我们正常的成年人并不需要那么多营养物质，食物补充的营养就够了。这么说也没错，但前提是你的身体可以吸收这些营养物质。如果吃了不吸收，那等于没吃。

据统计，中国人缺钙已成为普遍现象。一方面我们不注意补钙，另一方面我们的身体体质对钙的吸收比较难。因为现在女性普遍不喜欢晒太阳，无法促进体内维生素 D 的合成，身体就没办法吸收钙。所以对于很多人，尤其是女性来说，即使你每天都在吃富含钙的食物（比如牛奶），你的身体也不一定不缺钙。

当然，我只是拿钙来举个例子。除了钙，还有很多身体所需要的营养物质，是没有办法完全通过食物补充的。因此，当你发现身体缺少一些营养物质的时候，千万不要过于倔强地认为食补就好了，还是需要适当地去补充一些营养剂的。

那是不是吃一些营养补充剂，就可以不吃饭了？理论上，那些处于昏迷不醒的人，靠输营养液也能维持生命。但是，如果你不吃饭，你的精神可能会先于身体崩溃。毕竟你失去了"干饭"的快乐和满足感，可能会产生抑郁倾向。这就是减肥中的你，为什么总是感到不快乐。

所以，毋庸置疑，我们的一日三餐可以为身体提供营养，但是营养并不仅仅是一日三餐所能满足的，两者之间不能画等号。所以，尽管大家每天都在认真吃饭，但吃跟吃不一样，有的女性吃的食物营养均衡丰富越吃越年轻，有的女性就不能享受到营养给身体带来的益处。

②

人体必需的营养
有哪些

　　我的社交平台上经常会收到各种各样的问题留言，被问及较多的问题是：人体必需的营养有哪些。在跟大家交流的过程中，我也经常问这个问题，令我意外的是，大部分人都不能回答全面。看来，这个基本的营养学知识，还是很有必要和大家聊聊。

　　目前学术界一般认为，人体必需的营养物质分为七大类。

　　第一是水，你应该经常会从影视剧中看到因为没有水喝而渴死的故事桥段，你是不是认为，这些情节只是编剧在夸大其词？事实上，水是生命之源，是我们身体必不可少的营养素。我们的身体如果长期无法摄入足够水分，或者脱水，真的会致死。因为水分缺失，会引起体能、新陈代谢、抵抗力的严重下降，直至器官衰竭。对于女性来说，水更是尤为重要。及时补水，才能让女性拥有更水嫩健康的肌肤。

　　第二是蛋白质。如果将我们的身体比作一幢建筑，那么，蛋白质就是构成这幢建筑的"基石"。身体中的血液、肌肉等人体组织，都需要蛋白质，而且身体的发育过程和人体组织的维持，也都离不开蛋白质。我们身体中有 18% 的成分由蛋白质构成。

第三是脂肪。提到脂肪，你是不是总是会联想到肚子上的赘肉？从而对它充满了敌意。但是如果你的体脂低，皮肤就会变得粗糙干燥，伤口也不容易愈合。而当体脂过低时，可能还会导致停经。我们的身体中有 15% 的成分是脂肪，脂肪能够为身体提供能量、保护器官、构成激素，还是身体中各个细胞的主要成分。

第四是碳水化合物，追求苗条的女性总是对碳水避之不及。但你得清楚，我们的身体想要保持健康，少不了碳水化合物。它们是储存和提供能量、构成机体的重要物质，并且有节约蛋白质的作用。所以，日常饮食中，含有碳水化合物的主食还是要吃的。

维生素也是身体必需的营养素之一，虽然它只在身体中占 1% 的比重，但在身体代谢方面有着至关重要的作用。它们在体能物质和能量代谢过程中发挥重要作用。比如维生素 D 可以帮助促进钙吸收，而女性多补充维生素 C，能够让皮肤变得更白皙。

我们每天还要从食物中获取足量的钙、铁、锌、镁等物质，这些物质统

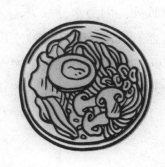

称为"矿物质"。矿物质是人体重要的组成部分，主要储存在身体的骨骼和肌肉里，是我们身体代谢的"管家"，有维持和调整机体的功能。缺少其中的一些元素，身体就会出现相应问题。

还有一种叫作膳食纤维的物质，以前被视作"废物"，现在则被人们称为"第七大营养素"。这种物质可谓是人体的"清洁工"，虽然它们并不能被人体吸收，看似没有营养，但是却有着降压、降脂、通便等不可或缺的作用。

除了水、蛋白质、脂肪、矿物质、碳水化合物、维生素、膳食纤维这七大类身体不可缺少的营养成分之外，我们在日常生活中，还要根据自己的生活特点和需求，有针对性地补充营养物质。比如，如果你经常用眼过度，就要适当多补充一些 β-胡萝卜素、DHA（二十二碳六烯酸，是一种对人体非常重要的多不饱和脂肪酸）、维生素 E 等物质来延缓眼睛的衰老。女性如果想要皮肤更紧致、有弹性，就需要适当补充维生素 A、胶原蛋白等营养物质。

3

女人不懂营养，
衰老的速度会更快

得知我的职业以后，身边的女性朋友总会向我发出灵魂拷问："为什么某某和我的年纪一样大，但是她看上去就那么年轻？"面对这种问题，我通常会"一本正经"地回答：她如果没有打玻尿酸，就是身体的营养比你好。

我的回答虽说是调侃，但也是事实。身体的衰老，实际上就是我们身体器官和组织细胞功能的衰退。这种衰老有外界环境的因素，也有我们自身的因素。外界环境是我们无法改变的，但如果想要延缓衰老，还是可以通过干预自身的因素来实现。

自身的因素，更通俗一点儿说，就是我们身体的营养摄入量。如果营养缺失，就会更快地衰老。而对于正在经历月经、妊娠等特殊生理阶段的女人来说，充足地摄入营养尤为重要。如果不注重营养的均衡摄入，女性就比男性更容易出现早衰。这种衰老，不仅仅是容貌的衰老，还有各个器官以及身体机能的衰退。

有些女性通常看上去要更年轻一些。她们之所以能够维持这样的身体状态，除了特别注重日常的护肤保养之外，还与她们的饮食有很大关系。

你可能不知道，她们即便是在节食减肥，通常也有专门的营养师，甚至是营养师团队在为她们服务。

没有专门的营养师为你服务，不意味着你没办法让自己的身体延缓衰老。只要你能够学习更多的营养知识，在日常生活中，均衡地摄入身体所需要的营养物质，就能够成功延缓身体的衰老速度。

当我们的身体无法摄入足量的营养物质时，身体的各个器官因为无法得到所需的能量补给与滋养，当然就容易出现问题，导致身体快速衰老。比如，很多为了追求苗条过度减肥的女性，体重可能降下来了，但同时发现自己比同龄人更显老。这是因为身体各器官和皮肤得不到足够的营养，长期营养不良，于是衰老得更快，表现在皮肤上，就是失去弹性、变得暗淡，更容易长皱纹。

那么，这是不是意味着，摄入的营养越多，衰老速度就会越慢？当然不是。过犹不及，凡事都有一个度，营养也一样，超出了恰当的范围就会适得其反。

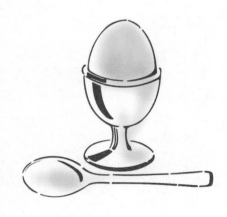

　　比如，与男性相比，女性更喜欢吃甜食。虽然吃甜食容易让人感到快乐，但如果你为了获取更多的快乐而拼命地摄入糖分，结果就会发现，皮肤同时也变差了，很容易长痘痘、黄褐斑、皱纹，因为进食太多甜食就会导致身体分泌过多胰岛素，胰岛素的大量分泌会使皮肤分泌过多油脂，所以你更容易长痘痘。糖分同时也是胶原蛋白的敌人，所以会加速皮肤衰老。

　　所以，营养的摄入，不管是过多或者过少都会加速身体的衰老。因此，想要让自己看起来更年轻美丽，光靠护肤品是治标不治本的，大家还是要多学习有关营养的知识。不管是不是天生丽质，你都可以通过合理搭配营养，让自己变得更好看、更年轻一些。

4

吃得多，不代表
营养跟得上

　　珊妮是一位资深美食爱好者，后来一米六的她发展到体重 170 斤（1斤 =0.5 千克）。自从她变成胖子之后，身边的人都说她营养过剩，让她注意减肥。但她实在没办法放弃那么多美食，在她的认知里，吃是这世界上最快乐的事情。直到她晕倒被送到医院，医生诊断她为营养不良。

　　当珊妮被转诊到营养科的时候，她还处于茫然的状态。因为她实在想不明白，自己那么爱吃，体重都已经 170 斤了，怎么会出现营养不良的情况呢？她带着满脑子的疑问来咨询我。我告诉她：吃得多，并不代表着营养跟得上。

　　很多肥胖者在被诊断为营养不良的时候，都像珊妮一样无法理解。因为长期以来，我们总是理所当然地认为，肥胖就是营养过剩。其实这是一种错误的认知，现在有一个很普遍的反常识现象：往往肥胖的人不仅没有营养过剩，反而是营养不良。

　　为什么吃得多，却出现了营养不良呢？这里就要提到一个非常有意思的词汇"隐性饥饿"。和隐形富豪差不多，隐性饥饿是指那些看上去每天都胡吃海喝，实际上营养匮乏，身体对营养的需求处于"饥饿"状态的人。他们体内过剩的，只是能量而已。

当身体缺乏营养的时候，会发出需要吃东西的信号，从而导致他们的食欲旺盛。肥胖者们通常有一个共同特点，那就是爱吃热量高、营养少的"垃圾食品"，比如可乐、薯片、蛋糕等。这些"空热量"食物，不仅没有补充营养，还会让你失掉补充营养的机会。

不要觉得这种隐性饥饿离自己很远。联合国粮农组织的资料显示，我们国家有将近 3 亿的隐性饥饿人口。是不是万万没想到，在大家都吵着营养过剩要减肥的今天，竟然有这么多人的身体处于"饥饿"状态中。

前段时间，有个朋友向我咨询。他说自己的老婆怀孕了，孕期去检查的时候，被医生告知营养不良。我的朋友非常疑惑地问我："我老婆怀孕 7 个月，现在每天还要加餐两顿，已经比怀孕前胖了将近 30 斤，怎么会营养跟不上呢？"

我问他加餐吃的是什么。他说他老婆特别喜欢吃甜品，所以就总是给她买蛋糕、饼干这些甜品当作加餐，平时一日三餐也爱吃面食类的食物。

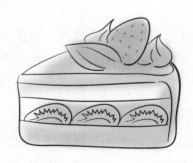

　　显然，我的这位朋友，错误地将吃得多与营养充足画了等号。孕期加餐并没有错，但是要注意所加食物的营养物质含量和类型，而不是数量的多少。如果吃得不对，即使很能吃，也会导致营养不良的情况。孕妇该多吃水果、蔬菜以及优质蛋白质等食物，尽量少吃高糖的加工食品，否则容易造成营养不良。

　　所以大家一定记得，营养的摄入量与食量并不成正比，千万不要认为营养不良只会出现在瘦子身上，其实胖子更容易中招还不自知。只有合理安排饮食，均衡摄入营养，我们才能拥有更健康的体魄与更美丽的容颜。

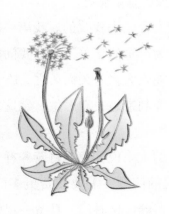

5

想要身体更健康，
营养功课要加强

我们的身体健康与营养是否跟得上有直接的关系。但具体该怎么保持营养均衡并不容易，需要一定的专业知识。我们的身体所需要的营养物质比较多，不同食物为身体提供着不一样的营养物质。因此，想要拥有健康的体魄，营养功课还是要做好。

小梦是我的一个朋友介绍来找我的。我第一次见到她的时候，她骨瘦如柴，在医院被诊断为严重的营养不良。我问她为什么这么瘦？她说自己的职业是模特，不能吃太多。久而久之，吃什么都没胃口。家人看着她日渐消瘦的身体，强制带她去看医生。她这才知道自己已经得了厌食症，并且严重营养不良。

对于严重营养不良的人来说，想要将营养补充足，并不是吃一点营养补充剂就能轻易解决的问题，需要花费更多的时间和精力去调整饮食，尽可能均衡地摄入营养。这时候，具备一定的营养学知识储备就尤为重要了。我给小梦推荐了一些营养学方面的书，让她平时多学习，在保持身材的基础上，尽可能保证营养的摄入量。在此期间，她时常会跟我交流。

再次见到小梦是在一年多以后，她还是那么苗条的身材，但整个人看上去神采奕奕。她告诉我自己身体的各项指标均已正常。为什么她能做到鱼与熊掌兼得呢？因为这段时间，她在工作之余，不仅潜心研究营养搭配，还报了班学习。她说自己以前从来没有想过可以既能吃饱，又能保持身材。

我一直奉劝女性朋友们，一定要合理摄入营养，这并不是简单地去吃就行。而是需要根据自身的不同情况，合理地安排饮食。

比如想要延缓衰老，就要多补充胶原蛋白。通过补充优质蛋白和维生素 C，能够帮助合成胶原蛋白，可以让肌肤保持水润、弹性、有光泽。

久坐的办公室白领或者程序员，经常会有便秘的问题。这时候，如果能多补充膳食纤维，可以帮助解决这一困扰。但你同时还需要了解的是，膳食纤维摄入得过多，会影响钙、铁、锌等营养素的吸收，导致这些营养物质不足。

经常用脑的人，需要适量地补充卵磷脂，可以帮助促进大脑的发育、提高记忆力。你可能知道卵磷脂对大脑有积极的影响，因此去购买昂贵的补充剂。其实我们日常生活中，常见的大豆中就富含卵磷脂。

我还要对一些"陈年谣言"辟谣，比如骨头汤并不能补钙、柠檬水里的维生素 C 可以忽略不计、红枣与红糖补铁的作用微乎其微、猪蹄和猪皮不能补胶原蛋白、木瓜并不能丰胸等等。

所以，想要身体更健康，不能道听途说，大家需要多做一些营养功课才行。日常生活中能从食物中获取的营养物质，尽量从食物中获得，实在无法满足身体需要的时候，也可以借助营养补充剂来帮忙。这能让你在拥有健康体魄的同时，帮你节省不少费用。

6

20、30、40岁，
营养侧重各不同

很多网友留言问我："曾老师，女性在不同的年龄段，该如何正确地补充营养呢？"女性的一生中，除了要经历婴儿期、青春期之外，还要比男性多经历月经期、怀孕期、产褥期以及更年期等特殊的生理时期。这就意味着，女性要比男性更注重营养均衡。而且，女性在不同的年龄段，身体所需要的营养也会有很大的不同。

20岁的女性，就像一朵花儿，这个年龄的女性只需要注意防晒，多补充维生素C，少熬夜，基本就够了。但是到了25岁之后，女性就一定要开始着手对抗初老了。到了这个年纪之后，肌肤状态会下降，面部开始松弛、有细纹。这时候，应该多吃优质蛋白，以及富含维生素C和B族维生素的食物。这些食物，可以及时地帮助皮肤补充和留住胶原蛋白。

到了30岁，女性朋友们就要开始补"酸"。这个"酸"是指叶酸。因为这个年龄的女性，处于既要养孩子又要工作的时期。可谓是既要主内，又要主外，身体会异常疲惫。叶酸可以补血气，预防和改善女性贫血，以及女性月经不调的情况。另外，女性体内有一种叫作"同型半胱氨酸"的物质，可能引发恶性肿瘤，叶酸能够帮助代谢同型半胱氨酸，减少患癌风险。

另外,女性到了 30 岁,大多数都会考虑备孕生子。备孕中的女性,更要补充叶酸,因为它对婴幼儿的神经细胞与脑细胞发育有促进作用。

30 岁以后,女性身体的代谢能力会变差。这时候要开始注意少吃多餐,主食尽量粗细搭配。这一时期,大多数女性会发现自己的皮肤变得越来越干,脸上也开始长斑。这是因为内分泌变化导致的。多吃优质蛋白,可以在调节雌激素的同时,增强抗氧化能力。

这个年龄段的女性,还应该多吃易消化的食物。因为胃肠道功能也开始变得脆弱,经常会出现腹部脂肪堆积、便秘等问题。日常饮食中,多吃杂粮以及含膳食纤维的蔬果,能帮助改善这些情况。

女性步入 50 岁左右,就需要面临绝经期、更年期等生理问题。这时候,由于体内的激素波动以及卵巢功能的逐渐衰退,身体会出现诸多不适,症状包括潮热、多汗、失眠、情绪波动大、心烦意乱、情绪失控等。这时候,可以从食物中获取植物雌激素,来改善身体的不适。

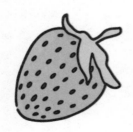

40 岁的女性还要补铁和钙，因为这个年纪很容易骨质疏松、贫血。与此同时，还需要注意补充孕酮，孕酮可以促进钙质的吸收，而且当体内的孕酮缺乏的时候，皮肤变得暗沉、出现皱纹，还会有腰腿疼痛等问题。补充孕酮不仅能够解决这些问题，还可以延缓衰老，减轻更年期的不适症状。

当然，女性在任何一个年龄，都需要做到营养均衡，这是保持身体健康的前提。在这一前提的基础上，再根据不同的情况，有针对性地进行补充。

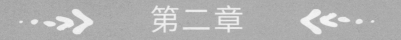

第二章

吃对营养，女人也能
"逆龄"生长

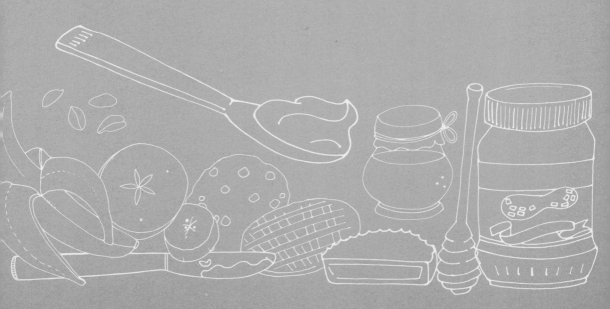

会吃的女性，不仅身体健康，还会越来越美。

"逆龄"生长绝对不是明星的专利，

只要吃对营养，你也可以"逆龄"生长。

这一章，我们着重介绍怎样才能吃出"逆龄女神"。

我总结出来一个每天的饮食口诀跟大家分享：

一杯奶，两勺油，三两（1两=50克）水果，四份肉，蔬菜记得500克，

六克盐，七两饭，八杯水，九分饱，十分卫生很重要。

大家如果能遵守这份饮食秘诀，

成为"冻龄女神"就指日可待了。

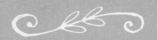

1

吃对营养，才能"逆龄"

女性到了25岁之后，就需要开始注意对抗初老问题了。这个年龄段皮肤开始逐渐松弛、有细纹，身体的代谢能力也开始下降。很多爱美女性，会通过医美来让自己看上去更年轻。但我作为营养师，更建议大家通过食补来达到真正的"逆龄"。

很多女性网友问我："该怎么吃才能逆龄呢？"这个问题，相信也是广大女性都关心的问题。首先我们要弄清楚，身体为什么会出现衰老甚至提前衰老的情况呢？很重要的一个原因是压力大。现代女性可谓是超人，既要上班又要照顾家人。压力大，身体就需要消耗更多的营养。当身体的营养物质消耗过大，却没有及时补充的时候，就会出现未老先衰的现象。

如果你压力过大，就可以补充抗压力的营养素，包括蛋白质、B族维生素、维生素C和镁。富含蛋白质的食物包括牛奶、畜肉、禽肉、蛋类、鱼、虾。富含B族维生素的食物有动物肝脏、奶类、蛋类、豆类、绿叶蔬菜。西红柿、菜花、苹果、葡萄、猕猴桃、鲜枣这些食物中含有大量的维生素C。葡萄、葵花子、菠菜、大豆、板栗、核桃等食物，可以帮助补充镁。以上这些食物可以帮助增强你的抗压能力，减缓身体的衰老速度。

另外，枸杞子、桂圆、核桃、阿胶、红薯、草莓、豆浆、无花果、花胶、葛根，这些食物都很适合女性。可以将这些食物，合理地安排在日常的饮食中。

然而，仅仅知道通过食补来帮助延缓衰老是不够的，还需要吃对这些营养。有些女性朋友反馈，自己明明已经吃了很多营养，却并没有效果。这时候，你需要思考是不是吃的时间不对。

比如：叶绿素、维生素和铁，最好在早上补；维生素 E、蔓越莓、月见草中午补充效果最佳；晚餐的时候吃鱼油、胶原蛋白等；睡觉前可以吃褪黑素、益生菌。另外，月见草、蔓越莓、大豆异黄酮等不适合在经期、孕期和哺乳期的时候补充。

你还需要知道的是，有一些行为不仅不能帮助延缓衰老，反而会加速衰老的速度。有三种饮食习惯，是女性成为冻龄女神的"绊脚石"。

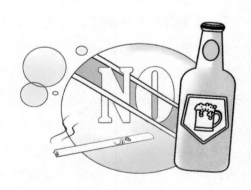

第一，摄入过多糖分。这会引起糖化反应，破坏胶原蛋白。皮肤不仅松弛得快，还很容易长痘。

第二，经常吃加工肉，像香肠、腊肉、培根等食物。这些食物含有大量的亚硝酸盐，会增加致癌的风险。它们还含有大量的饱和脂肪酸，会引起代谢变慢，加速衰老。

第三，抽烟、喝酒。酒精会让皮肤变松弛、长皱纹。不管是直接吸烟，还是吸二手烟，都会增加身体内毒素的堆积，加速氧化。

所以想要变美，一定要远离这些东西。同时再通过食补，坚持并吃对营养，相信"冻龄女神"离你一点儿也不远。

2

想要衰老慢，
一定要抗氧化

我总是会听到有女性朋友抱怨：我要是有钱，也要买一堆大牌护肤品护肤，然后每周都去美容院。这可能是每个爱美女性的愿望。但并不是所有的女性都有足够的经济实力，去购买昂贵的大牌护肤品或者经常做医美。那是不是就意味着，经济能力有所欠缺的女性，就要任由自己自由衰老下去？

当然不是。变美以及保持美丽是每个女性的权利。变美的途径并不是只有医美或者护肤品，通过食补，一样可以达到变美的效果，而且更安全、更实惠。

对于女性来说，抗衰老是一场持久战。从 25 岁开始，就要开始"战斗"。我们无法阻止衰老，但可以通过一些方法来减缓衰老的速度。那么，女性该如何让自己衰老得慢一些？

随着年龄的增长，皮肤会出现氧化损伤，导致长斑、肤色暗沉、皱纹、皮肤松弛等问题。这些其实就是女性特别害怕的衰老迹象。从这时候，就要开始注意抗氧化了。抗氧化，其实就是对抗体内的自由基。这些自由基是一种具有非偶电子的基团或原子。当体内的自由基含量过高，就会对细胞造成损伤，从而破坏身体的健康，加快衰老速度。

那么，哪些食物可以帮助身体抗氧化呢？我们经常吃的西红柿，就有很好的抗氧化功效。西红柿中含有"番茄红素"，这种物质能够帮助清除体内的自由基，保护我们的细胞。不过需要注意的是：将西红柿烹饪熟了以后吃，抗氧化的效果更好。

好吃的葡萄也是很好的抗氧化食物。葡萄中含有维生素、单宁、花青素、类黄酮等物质，它们能很好地对抗自由基。这种葡萄多酚，会与自由基"同归于尽"，从而达到抗氧化的功效。

女性朋友还应该多吃石榴，石榴中含有的鞣花酸，是一种强抗氧化物质。在秋天石榴成熟的时候，可以多吃一些石榴。

小麦胚芽，又叫作麦芽粉、胚芽，是小麦中营养价值最高的部分，其中含有的谷胱甘肽，可以帮助延缓衰老，以及减少色斑的形成。可以在煮粥的时候，加入一些小麦胚芽。

如果你喜欢喝茶，不妨多喝点绿茶。绿茶中富含茶多酚，这是一种天然的自由基"收割机"，具有强抗氧化性。不仅如此，喝绿茶，还可以降低患癌和心脏病的风险。

此外，含有丰富的维生素和番茄红素的深绿色蔬菜，含有花青素的蓝莓、蔓越莓、桑葚等水果，以及富含矿物质的深海鱼类，都是很好的抗氧化食物。这些食物能够帮助我们自身合成抗氧化酶，提高抗氧化性。

所以，通过抗氧化来延缓衰老这件事，其实并不难，也不需要花费昂贵的费用。只要你能坚持多吃抗氧化的食物，不久就会看到意想不到的变化。日常生活中，女性朋友可以根据自己的情况，合理地将这些食物安排在自己的一日三餐中。

③

女人离不开的
变美食物

衰老是每个人都会经历的事情。但是你会发现，有的人35岁了看上去却只有25岁。而有的人才25岁，却常常被认为35岁。这是为什么呢？因为他们的衰老速度不同。女性想要变美，就要去对抗衰老。作为一名营养师，我当然提倡大家都尽可能通过食物来变美。那么，哪些是女性变美必不可少的食物呢？

女性朋友应该都知道，孕酮对于女性很重要。当女性体内的孕酮含量不足的时候，雌激素就会明显下降，这时候皮肤就会变得粗糙、长痘、长斑，还会加速皮肤老化速度，出现生理期异常等症状，整个人就会看上去比实际年龄衰老十岁。

这时候，女性朋友可以从一些含有天然孕酮的食物中获取。比如：黑豆中富含植物雌激素，能够补充体内的雌激素，日常生活中可以将黑豆打成豆浆饮用；海带中含有各种微量元素，这些微量元素进入体内之后，可以促进黄体生成素的分泌；核桃能够帮助雌激素的分泌，让女性散发更多女人味；葛根可以帮助调节平衡身体内雌激素的分泌。

　　相信大多数人都知道，"气血"这个东西对于女性很重要。我们经常会用"面若桃花"来形容一个女性的美貌。如何能达到面若桃花的状态呢？气血要足！气血足的女性，面色红润，容光焕发，即使不化妆也能够有很好的状态。所以，女性们的日常三餐，应该适当地吃一些补气血的食物，比如猪肝、红枣、枸杞子等。

　　另外，女性想要姿态更美，一定要注意补钙。不管是在青春期、孕期、哺乳期，还是更年期，如果钙没有补够，很容易腰酸背痛、掉发、气色差。所以大家要多摄入牛奶、酸奶、奶酪，它们不仅含钙，还含有维生素D、乳糖以及身体必需的氨基酸，并且含有一种叫作"酪蛋白磷酸肽"的因子，可以促进钙吸收。常见的绿叶蔬菜，像芥蓝、韭菜、莜麦菜、西蓝花等，这些食物中含钙的量都比较高。豆腐干、黄豆这类食物中，也富含钙和镁。平时还可以通过吃榛子、松子这类油脂含量高的坚果来补充钙质。

　　浆果类的水果，比如蔓越莓、石榴、蓝莓、草莓等，它们富含花青素和多酚类物质，都是强抗氧化剂，可以抗衰老，帮助我们延缓衰老。

　　富含优质蛋白类食物，可以保持我们皮肤的紧致度以及肌肉量。常见的蛋类、牛奶、鱼、虾等食物中，都富含优质蛋白质。

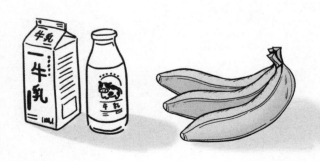

　　膳食纤维含量丰富的食物，能够促进新陈代谢，帮我们排走肠道垃圾。平时多吃点玉米、红薯、小麦胚芽等食物，可以有效补充膳食纤维。

　　如果想美腿，就要吃香蕉，香蕉中富含钾和镁，可以预防肌肉痉挛；想护发，吃海带，海带中富含碘，能让头发更黑更润；想护眼，吃胡萝卜，可以缓解眼部的疲劳。总之，如果你能够吃得对，通过食物变美就不是一件难事。

4

脸色发黄，吃什么
可以改善

女性朋友最害怕的应该就是变成"黄脸婆"吧，但到了 30 岁之后，很多女性都会面临脸色发黄的问题。也经常会有网友留言："我试了很多美白的方法，为什么皮肤就是不变白呢？"可能是你的方法不对。在解决问题之前，首先要找到问题的根源。

脸色发黄这种情况，可以通过食补改善吗？当然可以！不过，导致皮肤发黄的原因比较多，想要改善，就需要针对不同原因导致的脸色发黄，找到对应的解决方法。

我们生活中常吃的一些食物，会引起脸色发黄。比如胡萝卜、南瓜、芒果等食物，它们的胡萝卜素含量比较高，食用过多，就会导致手掌、面部发黄。如果你是因为经常吃这些食物而引起的脸色发黄，平时少吃一点儿就可以改善这一问题。

脾虚也会导致脸色发黄。这种情况引起的脸色发黄，则需要通过健脾、补气血来帮助改善。日常生活中可以多吃优质蛋白质，比如鸡蛋、牛奶、鱼、虾等。同时，还要多吃健脾的食物，如山药、粳米、紫米、黑米、血糯米等。

脸色发黄，还可能是由于肝气郁结导致的。因为当肝气郁结的时候，体内的胆红素量会增加，引起黄疸，主要表现就是皮肤发黄。可以试着每天用红枣、桂圆、枸杞子、玫瑰花，一起泡水喝。晚上的时候，还可以按摩面部，促进面部血液循环。

如果你的脸上经常出油，也很容易出现皮肤发黄的问题，主要原因是内分泌失调。多吃豆类食物，可以使女性体内的激素更稳定，能帮助调节内分泌，改善出油问题。此外，豆类中含有的氨基酸，对于肌肤有修复和再生功能。所以，内分泌失调的女性，可以将豆腐、豆浆等豆制品纳入自己的日常饮食中。

色素沉着也会导致脸色发黄。多吃富含维生素 C 和谷胱甘肽的黄瓜、西红柿，柠檬中含有的柠檬酸，都可以帮助消除色素沉着，提亮肤色。

因为消化问题导致的脸色发黄，一定要先解决消化问题，着重改善肠道功能，促使体内堆积的垃圾排出。想要改善消化问题，需要多吃蔬菜、水果，富含膳食纤维的蔬果可以帮助促进肠道的蠕动，起到通便的功效。日常也可以通过喝酸奶，或者服用益生菌，来帮助建立肠道菌群的平衡。

没有任何一个女性想要做"黄脸婆"，但这不是一蹴而就的事情。身体的变化，是日积月累导致的。想要改善，同样需要循序渐进地进行。坚持改善自己的饮食，养成良好的饮食习惯，相信你会看到焕然一新的自己。

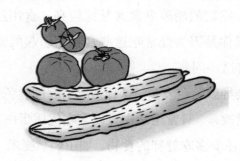

⑤

如何留住
胶原蛋白

女性想要逆龄，体内一定不能缺少胶原蛋白。胶原蛋白是抗老必备的营养素，它犹如皮肤的"弹簧"和"水库"，也就是因为有了胶原蛋白，皮肤才会饱满细腻。但是，女性到了 25 岁之后，体内的胶原蛋白会迅速地流失，皮肤开始衰老。

很多女性网友留言问：如何判断自己的皮肤是不是缺少胶原蛋白了呢？当胶原蛋白缺乏的时候，有这些常见的表现：皮肤松弛、起皱纹、色斑严重、皮肤干燥、易敏感；头发干枯、断裂分叉；眼睛干涩、疲劳、眼白混浊；牙齿松动脱落、咬东西费力；胸部松弛、下垂、变小。

如果想要拥有满满的少女感，就需要补充以及留住胶原蛋白。补充胶原蛋白，可以增加肌肤的弹性和修护能力。那么，是否可以从食物中补充胶原蛋白呢？当然可以，但是从食物中补充胶原蛋白，并不容易。

很多人觉得猪蹄、猪皮是非常适合用于补充胶原蛋白的食物。但事实上，这两类食物虽富含胶原蛋白，却不容易被吸收，即使被吸收，也很难自行在体内合成为皮肤胶原蛋白。而皮肤胶原蛋白的合成，需要优质蛋白质和维生素 C。因此，多吃富含蛋白质和维生素 C 的食物能够帮助补充胶原蛋白。

31

日常生活中，多选择低脂高蛋白的肉类，比如鱼类、虾、牛肉、鸡胸肉、鸡腿肉等，这类食物能够有效地帮助身体合成胶原蛋白，提升皮肤的紧致度和水润度。

多吃富含维生素 C、胡萝卜素和番茄红素的食物，比如甜椒、西蓝花、西红柿、猕猴桃、樱桃等，可以增强身体抗氧化能力，防止各种斑的形成。

另外，大骨汤、鸡翅、鱼胶中含有胶原蛋白，但是这些食物中的胶原蛋白，并不会直接补充在皮肤上，还需要维生素 C 和维生素 A，来促进皮肤胶原蛋白的合成。这时候可以通过吃胡萝卜、红甜椒、羽衣甘蓝等食物，来帮助合成皮肤胶原蛋白。

当然，只是补充胶原蛋白还不够，必须要让这些胶原蛋白留在体内，皮肤才能水嫩、细腻。食用抗氧化能力强的食物，可以防止胶原蛋白的流失。桑葚、蓝莓、树莓、草莓、黑莓和蔓越莓等水果，可以帮助留住胶原蛋白。

紫外线会加速胶原蛋白的消耗，因此做好防晒及晒后修复，是留住胶原蛋白必不可少的工作。日常生活中，除了涂抹防晒霜、打伞、戴帽子之外，还可以通过一些食物来增强肌肤的抗紫外线能力。将胡萝卜、西红柿、蜂蜜加水榨成汁，在出门之前喝一杯，可以帮助皮肤抵御紫外线的侵扰。

想要留住蛋白质，还要注意选择升糖指数低的饮食。因为高糖的饮食，会发生糖化反应，而糖化反应会破坏胶原蛋白，加速胶原蛋白的流失。所以，饮食中要注意糖分的摄入，少吃高糖水果，以及烧烤、薯条、炸鸡、奶茶、甜品等加工类食物。

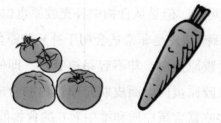

6

女人最需要哪些维生素

不少女性网友问我：维生素对于女性重要吗？我的回答是："当然重要！"维生素对于身体的好处，是别的营养物质无法替代的。尤其是对于女性的容貌，非常重要。相信我们每个人对维生素都不陌生，大家都听说过它的大名，但是你对于维生素的了解有多少呢？

维生素是一系列有机化合物的统称，主要有维生素 A、维生素 D、维生素 E、维生素 K、维生素 C、维生素 B_1、维生素 B_2、维生素 B_6、泛酸、叶酸、维生素 B_{12}、胡萝卜素等。维生素一般都无法自行合成，需要从食物中获取。对于不同的人群，需要补充的维生素种类和含量都会有所不同。女性朋友在补充维生素的时候，以下几种是一定要补充的。

想要眼睛漂亮，维生素 A 是不可缺少的营养素。维生素 A 对于视觉疲劳有很好的缓解作用。经常熬夜的女性，需要多补充维生素 A。当身体缺少维生素 A 的时候，会导致干眼症、夜盲症等疾病。另外，皮肤也会变得暗沉、粗糙，毛孔粗大。维生素 A 多存在于动物性食物中，比如猪肝、瘦肉、蛋、鱼等。另外，青、红、黄三色甜椒和西红柿等食物中，也含有丰富的维生素 A。特别需要提醒的是，维生素 A 摄入过量，可能导致中毒。因此，在你补充维生素 A 的时候，要注意把握适量，不是越多越好的。

维生素 C 也是爱美女性必不可少的维生素之一，它可以促进胶原蛋白的合成，增加皮肤的抵抗力，防止色素沉淀，从而达到美白、淡斑、抗氧化的功效。常见的食物像柠檬、橘子、猕猴桃、鲜枣，这些水果中富含维生素 C，坚持吃可以帮助皮肤亮白。

维生素 E 是公认的抗氧化剂，可以减缓皮肤细胞的老化速度，增加皮肤弹性，有很好的抗衰老功效。备孕中的女性，也可以多摄入维生素 E，能够增强卵巢机能，增加卵泡数量。大多数绿叶类蔬菜中都富含维生素 E，还有坚果、牛奶、植物油等食物中也富含维生素 E。坚持补充维生素 E，你就会老得慢，白得快。

B 族维生素也是女性必须要补充的维生素。B 族维生素是一个大家庭，当身体缺维生素 B_2 的时候，面部会有所表现。主要表现为眼睛容易出血、嘴唇干裂、容易口腔溃疡、鼻翼两边泛红、容易长痘痘等。维生素 B_2 可以从猪肝、桂圆、黄鳝、鸡蛋、黄豆、核桃、花生米、牛肉等食物中获取。当身体缺乏烟酸的时候，皮肤容易粗糙。无花果、蘑菇、花生、香菇、紫菜等食物中都富含烟酸。缺维生素 B_6，则容易导致皮肤毛孔粗大，皮肤上长痘痘。

备孕中的女性，一定要记得补充叶酸，也就是叶酸。叶酸对于胎儿的神经血管发育非常重要，深色蔬菜、胡萝卜、动物肝脏、蛋黄、南瓜、豆类等食物中都含有叶酸。不过，由于孕早期需要补充足量的叶酸，医生会建议通过服用叶酸补充剂来保证你体内的叶酸含量。

如果你选择服用维生素补充剂，建议将这些补充剂放在饭后吃。因为维生素补充剂口服后主要由小肠吸收，若在饭前服用，因胃肠道中没有食物，药物被迅速吸收入血液，致使维生素在血液中的浓度增高，尚未被人体有效利用之前，就经过肾脏通过尿道排出体外，会让药效明显降低。

7

如何通过食补，
远离斑点

　　身边不少女性朋友总是被各种斑点困扰，她们经常会请教我关于祛斑的问题。不管是黄褐斑、肝斑、蝴蝶斑，还是老年斑，这些斑斑点点，确实是女性朋友想要逆袭为"女神"的绊脚石。身上为什么会长斑呢？一般与内分泌失调、抗氧化能力下降、皮肤代谢慢等因素有关。

　　困扰女性朋友最多的斑点当属黄褐斑。研究发现，长黄褐斑与饮食中长期缺少一种抗氧化物质有关，这种抗氧化物质叫作谷胱甘肽。谷胱甘肽可以防止皮肤老化和色素沉着，减少黑色素的形成，并且还能跟一些有毒害的物质结合，将其排出体外，起到中和解毒的作用。哪些食物中可以获取谷胱甘肽呢？蘑菇、竹笋、海带、紫菜、螺旋藻、面包酵母、小麦胚芽等，这些食物经常吃，可以预防长斑。

　　老年斑不一定只长在老人身上，有的女性在20多岁就开始长老年斑。老年斑通常长在眼周、面部、手背、脚背等部位，颜色通常是浅褐色或者深褐色。年轻人长老年斑是未老先衰的表现，其根本原因是脂质过氧化皮肤老化严重的表现。

不想年纪轻轻就长老年斑，就一定要提高身体的抗氧化水平。第一，维生素 C、维生素 E、类胡萝卜素这三种抗氧化"铁三角"要一起补起来；第二，多补充具有高效抗氧化作用的茶多酚、葡萄籽、原花青素、大豆异黄酮；第三，补充微量元素锌和硒，它们可以帮助身体构成谷胱甘肽和超氧化物歧化酶。

这些抗氧化物质，可以从面包酵母、小麦胚芽、坚果、蘑菇、竹笋、甘蓝、花菜、海带、紫菜、鲜枣、山楂、橘子、柚子、猕猴桃、紫黑色葡萄、西红柿、柿子椒、柠檬等食物中获取。每天从这些食物中吃 300 ~ 500 克蔬菜，吃 200 ~ 400 克水果。

还有一些可以淡斑的食物推荐给大家：黑豆富含花青素、大豆异黄酮和维生素 E，可以抗氧化、抗衰老；西红柿中含有谷胱甘肽，能够抑制黑色素产生；西柚中的柠檬酸含量丰富，能够促进黑色素的自然代谢；黑木耳可以帮助皮肤排毒，加快皮肤代谢；柿子椒能够润心肺，去黑斑；带谷皮的食物，比如燕麦、小米，含有丰富的 B 族维生素和维生素 E，帮助皮肤提高复原力和抵抗力，淡化残留的黑色素。坚持吃这些食物，可以让你远离斑点问题。

当然，有的食物可以改善斑点，但有的食物也会导致斑点。像芹菜、土豆、香菜、菠菜这类蔬菜，属于高感光食物，如果吃完之后就晒太阳，会导致皮肤产生过多黑色素，自然就容易导致色素沉淀，形成斑点。想要避免这一问题，最好将这些蔬菜放在晚上吃。

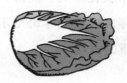

8

可以吃的"眼霜"，
让你拥有少女眼

眼睛被称为"心灵的窗户"，你可能不知道，一个人的衰老，也通常是从眼睛开始的。眼部的细纹、黑眼圈、水肿等问题，直接影响一个人的颜值。所以，想要变美的女性，一定不能忽视对眼睛的保养。

预防眼睛的衰老，你首先想到的可能会是眼霜，今天我要给大家介绍一些可以吃的"眼霜"。这些"眼霜"，其实就是我们日常生活中经常见到的一些食物。女性朋友们可以根据自己的实际情况，将这些食物安排在日常饮食中。坚持吃，你也可以拥有"少女眼"。

眼袋通常是女性显老的重要因素之一。如果眼袋那里又黑又肿，会既显老，又显凶。大多数眼袋比较重的女性，是因为脾胃不好，所以会肿。想要改善眼袋，就需要多吃健脾的食物。比如将山药、薏米、白扁豆、粳米一起煮粥做早餐，就是不错的选择。

眼部的细纹，总是会出卖你的年龄。平时可以多吃葡萄，葡萄含有花青素等，可以高效抗氧化，保护肌肤，增加皮肤弹性。茄子中含有丰富的烟酸，可以保护眼睛和眼周的毛细血管。将香油与茄子一起搭配食用，还可以活血消肿。蓝莓中富含花青素，很多飞行员日常都会用它来保护眼睛，

37

它确实是护眼的"超级水果"。

经常熬夜的女性应该不在少数,熬夜的直接后果就是黑眼圈、眼睛干涩、眼部红血丝。这时候该怎么办呢?你可以通过吃特定食物来补救。用苹果、山楂、红枣一起煮水喝,可以改善黑眼圈问题;用蒲公英、菊花以及枸杞子泡茶喝,可以改善眼睛干涩的问题;吃富含类胡萝卜素和维生素 A 的食物,对消除眼部红血丝有帮助,而且还能保护视力。

儿童的眼睛里有闪亮的光,这是因为他们的眼白纯净,没有杂质。随着年龄的增长,我们眼睛的眼白部分开始发生变化,会变黄、变混浊。这种变化有年龄的原因,也有其他的原因,比如气血不足。当女性气血不足的时候,眼白会变得浑浊,这时候,要多吃补气血的食物来改善,比如红枣、阿胶、枸杞子、猪肝、甘蔗、胡萝卜、南瓜、桂圆等。

如果你长时间盯着电脑或者手机,眼睛会出现疲劳、干涩、视线模糊等问题。想要改善这些症状,需要注意补充叶黄素酯,这种物质是眼睛所需的主要营养成分。而且我们的身体不能自行合成这种物质,只能从食物中获取。我们可以通过在饮食中添加胡萝卜、玉米、南瓜等,来补充叶黄素酯。另外,多吃桑葚干可以帮助明目,缓解眼睛的干涩、疲劳。

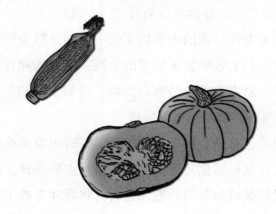

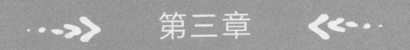

第三章

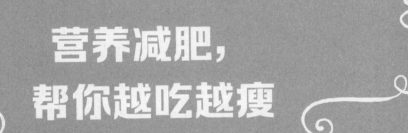

营养减肥，
帮你越吃越瘦

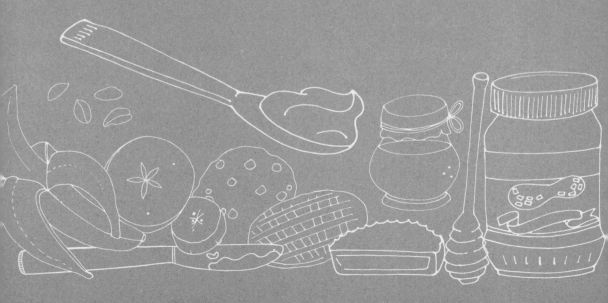

你今天用不掉的能量，明天就会转变成脂肪，

在这个以"纸片人"为美的年代，

相信大多数女性朋友都有过减肥的经历，

而且大部分人都是以失败告终。

且不说审美问题，肥胖确实不利于健康。

那么，减肥真的很难吗？

其实你之所以会失败，

只是因为没有找对方法。

用对营养减肥法，你会越吃越瘦。

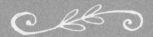

①

谁说爱吃
一定会发胖

　　前不久，有一位网友私信我，问我："为什么有的人每天吃各种美食，但是身材却一直很好？"相信有很多人会有这样的疑问，看着身边的人"胡吃海喝"，却完全不见长肉。反过来看自己，为了减肥，每天不敢多吃主食，天天水煮青菜，可是喝口凉水都变肥。

　　从这位网友的问题中，可以看出一个认知误区，这也是大多数人都会有的"伪认知"，那就是：多吃就会长胖。其实这种想法并不对，你会发现很多美食博主或者身边的"吃货们"，天天吃得不少，身材却依然很好。

　　为什么他们那么爱吃，也不会胖呢？原因很简单，他们在爱吃的同时，也很"会吃"。想要吃东西不变胖，我告诉你们几点"秘密"，如果你也可以做到，相信你也能既不耽误吃，又能拥有好身材。

　　首先，饮食要均衡，品种多样化。在减肥期间，当然不能敞开肚皮，盲目地多吃、乱吃。优质蛋白、瘦肉、蔬菜都需要摄入，尤其要多摄入优质蛋白。牛奶、鸡蛋、豆制品、瘦肉等食物，都含有丰富的优质蛋白质。有很多减肥的人害怕吃肉，认为肉中的脂肪含量过高。我当然是不建议吃肥肉，但适量地吃些瘦肉是不会造成脂肪堆积的。比如鸡胸肉含有优质蛋白，且热量低，能增加饱腹感。蔬菜更是减肥时期必不可少的食物，大多数蔬菜中含有丰富的纤维素以及维生素，能够促进排便。另外，也可以吃主食。不过，你需要用杂粮来代替大米、馒头、面条。

其次，做到吃、动两平衡。你看到的那些身材苗条的"吃货们"，几乎都在坚持运动。哪怕不去户外或者健身房运动，也要在家里让自己动起来。不想让一天中所吃的多余食物转化为脂肪囤积在体内，就需要确保每天至少运动一小时。运动不一定非要在专业的健身教练指导下进行，也可以是简单的有氧健身操、瑜伽、深蹲、俯卧撑等在家就可以做的运动。又或者，你站起来做一小时的家务也没问题。拖地、洗衣服，都能帮助消耗身体内多余的热量。

最后，要保持规律的作息，尽量早睡早起。我们都知道，当身体的基础代谢能力下降的时候，会导致脂肪囤积在体内。而规律的作息时间，能够保证身体自身代谢的规律性，有助于加速身体热量的消耗，对于减肥很有帮助。因此，尽量在晚上10点前睡觉，并且保证每天有八小时的睡眠时间。

爱吃几乎是每个人的天性，尤其是美味的食物，哪怕它们不太健康还能让人长胖。因此，当你忍不住吃了一些可能有损美丽的食品时，可以搭配其他食物帮助降低对身体的危害。比如：想吃油条的时候，配上豆浆；吃腊肉、香肠之后，喝一些绿茶；吃泡面的时候，喝杯柠檬水；吃烧烤的时候，用番茄酱当蘸料。不过，需要提醒大家的是，尽管爱吃不一定发胖，但肯定不能天天过量吃东西，如果每顿饭都吃十分饱，那么神仙也很难让你瘦下来。

2

能帮你变瘦的
营养食物有哪些

　　减肥是很多女性都经历过的事，在减肥过程中，最痛苦的莫过于饿得发慌却不敢吃东西。其实真正健康的减肥，并不是饿瘦的，食物并不是减肥的大敌。如果你能够吃对，哪怕你是"吃货"，也会是一个身材苗条的"吃货"。下面我们就来看看能帮你变瘦的营养食物有哪些。

　　首先是西红柿。你可能不知道，五个西红柿的热量才相当于一碗米饭，可见西红柿的热量有多低。西红柿内含有丰富的膳食纤维，在进入肠道之后，不仅无法被肠胃消化，还会吸收胆固醇、胆汁酸、脂肪等物质，并将它们一起带出体外。另外，西红柿中的番茄红素，能抑制脂肪细胞增多，并吸收多余脂肪。西红柿还可以为身体提供丰富的维生素和矿物质，不过需要注意的是，最好不要空腹食用西红柿，否则可能会出现腹痛。

　　想越吃越瘦，你还可以多吃西芹。它的热量低，纤维素含量比较高。如果你吃过西芹，会发现咀嚼它比较费力，这就是越吃西芹身体越瘦的秘密。在你咀嚼西芹的时候，会消耗掉身体的一部分热量，而这部分热量大于西芹自身的热量。西芹中富含的膳食纤维，可以促进肠道蠕动，帮助排便。另外，西芹含有丰富蛋白质、胡萝卜素、碳水化合物、脂肪、B 族维生素、

43

维生素 C、氨基酸及矿物质等营养物质，对于身体健康十分有益。

不长肉又营养的食物清单中，还少不了胡萝卜的身影。胡萝卜中含有胡萝卜素和多种维生素以及盐酸、钙质、膳食纤维等十几种营养素。吃胡萝卜的时候，既可以供给身体营养，又能够让你体内的废物快速排出。胡萝卜还可以促进身体的新陈代谢和血液循环，达到排毒、减脂的效果。胡萝卜中含有的植物纤维，在肠道中容易膨胀，是肠道中的"充盈物质"，能够增强肠道的蠕动，达到自然减重的效果。不过，胡萝卜虽好，也不要过量食用，大量摄入胡萝卜素可能会使你的皮肤变成橙黄色。

能够让你保持身材的，还有海带。海带中含有多糖类物质，可以有效降低人体的血脂，这对于减肥有一定的帮助。海带中含有褐藻胶，这种物质可以有效促进消化，帮助人体润肠通便，减少体内废物的堆积。海带中含有多种微量元素和矿物质，可以有效地吸收人体内不饱和脂肪酸，促进人体新陈代谢速度加快，新陈代谢速度加快会带走人体内的部分热量。但需要注意，如果是脾胃虚弱的人群，不建议多吃海带。

西柚虽然吃着有点微苦，但却是越吃越不会胖的食物。它含有纤维素、果胶、钾、维生素 C、叶酸、肌醇、生物类黄酮、柠檬烯等营养物质，而且热量非常低，所以，这种水果即使多吃也不会长胖。

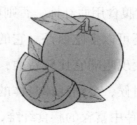

　　最后还是要提醒大家，虽然追求苗条的身材没有错，但是健康也很重要。因此，在你变瘦的路上，一定要用对方法，选对食物，把身体健康放在第一位。多吃热量低又营养丰富的食物，坚持一段时间，自然就会瘦下来，还能瘦得健康气色好。

3

最适合减肥的
几种零嘴

　　对于很多女性来说，减肥是一件很痛苦的事情，因为总是要纠结"要不要吃""能不能吃"的问题。尤其是那些曾经让自己毫无免疫力的零食，似乎都要舍弃。其实大可不必什么都不吃，只要吃得对，三餐之间吃一些零嘴，也不会对减肥效果有太大的影响。今天我就来告诉你几种在减肥中也可以吃的小零食。

　　最近这些年，奇亚籽深受减肥人士的喜爱。这种像芝麻大小的食物，富含可溶性膳食纤维，遇水之后，体积会膨胀好几倍，饱腹感强。此外，奇亚籽中还富含多种抗氧化物，能够在带走肠道垃圾的同时，帮助你变美。大家可以把奇亚籽与牛奶或者酸奶混合之后吃，美味又健康。不过需要注意的是，食用奇亚籽的时候，要多喝水，以防出现便秘。

　　玉米也是不可多得的减肥零食。玉米中富含的纤维素，能够增加饱腹感，加快体内毒素排出。而且玉米中还含有玉米胚芽，能够帮助缓解便秘。减肥期间，如果觉得饿了，不妨煮一根玉米来解解馋。

　　燕麦也是减肥人士可以吃的零嘴。燕麦中富含水溶性膳食纤维，能吸附肠道中的垃圾。减肥期间，大家早餐可以吃燕麦片，健康又方便。需要提醒的是，要购买无糖、非油炸的燕麦片，煮粥吃饱腹感极强。

　　富含纤维素和果胶的苹果，应该是减肥人士的最爱。不同于很多减肥食物的寡淡无味，苹果脆甜可口，能够满足减肥者对糖的渴求。另外，苹果富含纤维素，所以饱腹感比较强，很容易吃饱。

　　减肥期间可以吃坚果吗？我是建议大家可以吃的。比如，每天吃一个核桃，或者几粒杏仁，都是没有问题的。当然，你不能没有节制，敞开肚皮使劲儿吃。毕竟坚果中的脂肪含量比较高，吃多了还是会影响减肥效果的。

　　喜欢吃巧克力的女性朋友，在减肥期间，如果忍不住想吃巧克力，可以适量地吃一些黑巧克力。与其他种类的巧克力相比，黑巧克力更健康，它的脂肪含量也更低。在选购黑巧克力的时候，一定注意选购成分是天然可可的。

　　无糖的豆奶、纯牛奶以及粗粮饼干，也都可以作为零食解馋。但含有一种物质的零食，是坚决不能吃的，那就是反式脂肪酸。

　　大家应该都知道，反式脂肪酸是变胖的元凶，而且对健康非常不利。但是含有这种物质的食物，偏偏经常出现在家里。不信你看看自己家中零食上的配料表，有没有氢化油、起酥油、精炼油、代可可脂等这些名称。这些熟悉的名称，都属于反式脂肪酸。想要拥有魔鬼身材，我建议大家最好不要碰配料中含有这些名称的食物。

④

瘦身明星
都在吃什么

现在大众的审美是推崇瘦成一道闪电,你会发现娱乐圈的大部分女明星们,一个比一个更瘦。她们是天生就那么瘦的吗?显然不是,只是她们更自律、更关注身材。而从一些女明星分享的食物图片中,不难看出她们保持身材的秘诀,那就是非常注重日常的饮食。

翻看那些女明星在社交平台上晒的三餐饮食,你会发现有一些共同的特点:控制热量,多吃蛋白质和粗纤维,低糖、少油、少盐。比如,关晓彤是一个非常热爱分享减肥食谱的女明星,她分享的食物有生菜三明治、白菜豆腐汤、煎牛排、无米寿司等。这些食物,从营养学来说,是不错的减重食谱。这里我给大家推荐几种女明星们都爱吃的瘦身食物,只要你能坚持,一样也可以拥有魔鬼般的身材。

牛排经常会出现在各大明星的食谱中,这是因为与其他部位的牛肉相比,牛排脂肪含量比较低,而且牛肉的蛋白质含量比较高,可以满足身体所需要的蛋白质。此外,牛肉含有我们人体必需的氨基酸,且很容易被吸收。所以,牛排对于想要保持身材,又要均衡摄入营养的减肥人士来说十分友好。

　　吃牛肉的时候，大家可以搭配一些生菜。生菜中含有 β-胡萝卜素、维生素、膳食纤维素和微量元素，能够增强蛋白质和脂肪的消化与吸收，改善肠胃的血液循环。生菜可以搭配其他蔬菜做沙拉，也可以焯水之后用醋、生抽凉拌。

　　水煮玉米是不少女明星的最爱，玉米中含有大量的膳食纤维，所以饱腹感很强。另外，水煮玉米非常健康，能最大程度地保留玉米的营养，帮助肠道蠕动，有润肠通便的作用，很多女明星会用水煮玉米来代替主食。

　　蒜蓉西蓝花也是被女明星们追捧的一道菜。西蓝花的热量低，富含维生素、蛋白质、胡萝卜素、膳食纤维和微量元素，它所含的膳食纤维能有效地清除附着在肠道上的油脂，能够清洁肠道，将多余的垃圾和杂质排出。如果与大蒜搭配食用，减肥效果更好。

　　很多人都不知道，冬瓜也是一种非常理想的减肥食材。冬瓜不仅营养丰富，还含有一种叫作丙醇二酸的物质。丙醇二酸这种物质，可能知道的人并不多，这种物质能够有效地抑制碳水化合物转化为脂肪。加上冬瓜本身不含脂肪，热量也不高，所以是非常棒的减重食物。用冬瓜做汤，减肥效果更好。

　　那么，明星们为了瘦，是不是根本就不吃主食？不是的。他们会吃一些不容易变胖的主食，比如紫薯、山药、芋头、糙米等。这些食物的热量不高，少吃一些并不会导致热量过剩。

　　想要像女明星们一样保持身材，还有一点很重要，那就是注意烹饪方法。她们吃的食物，多是采用水煮、清蒸、凉拌的烹饪方式，几乎没有油炸的做法。所以，想要越吃越瘦，并没有那么难，只要你用对方法，吃对食物，一样可以做到。

5

你为什么
越减越肥

对于女性朋友来说，每逢过节胖三斤，过完节最迫切要做的事情就是减肥。不少网友很困惑：自己减肥减了一段时间，不仅没有瘦，反而更胖了，这是怎么回事？出现越减越肥的情况，可能是减肥的方式不对。

很多女性朋友使用饥饿法瘦身，也就是靠不吃或者少吃食物来减重，其实这种方法是非常错误的。我一直跟身边减肥的朋友强调一点：一定不能靠节食来减肥。靠节食减肥的方法，不仅容易损害身体健康，还很容易让自己成为易胖体质。想要减肥，一定要采用科学的方法。在保证身体可以足量摄入营养的同时，控制热量，减少脂肪堆积。

那么，如何科学减肥呢？

第一，你需要把三餐的主食分量减少三分之一，肉类和蔬菜则增加三分之一。像白米饭、白馒头这些主食的主要成分是碳水化合物，摄入得过多，就会导致热量过剩，从而转化为脂肪。因此，减肥的时候，应该适量少吃主食。选择肉类的时候，应该选择脂肪含量低的瘦肉。而蔬菜的热量比较低，膳食纤维含量高，可以促进肠道蠕动，帮助肠道排出更多垃圾，所以可以适当多吃蔬菜。

　　第二，多吃膳食纤维含量丰富的食物。粗粮、芹菜、菠菜、莜麦菜、苹果、橘子、西柚、香蕉等食物，都是减肥人士的优选食物。

　　第三，少吃高糖、高脂的食物。其实肥胖的根本原因就是热量过剩，所以日常饮食一定要注意避免高糖、高脂。哪些食物高脂、高糖呢？比如糖果、饼干、蛋糕、香肠等精制加工食品，就是典型的高脂高糖的不健康食物。

　　第四，养成良好的饮食习惯。三餐尽量要定时，不能早饭和午饭一起吃，晚饭当宵夜。更不能早一顿、晚一顿。混乱的饮食时间，会让身体的生物钟混乱，无法正常工作。于是该代谢的时候不好好工作，导致脂肪堆积。

　　第五，如果你上面几点做得都很好，但还是瘦不下来，那可能是体质问题。湿寒体质的人，脾胃会相对比较虚弱，运化不好，代谢率也比较低。营养物质就很难被正常吸收利用，很容易转化为脂肪，堆积在体内，导致身体肥胖。因此，脾胃不好的女性，在减肥前需要先将脾胃养好，否则减肥会非常困难。

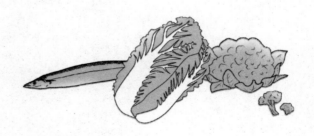

还有一些你可能不知道的会变胖的小事，也许你天天都在做。第一，开灯睡觉，会扰乱生物钟，睡眠质量下降，导致体重增加。第二，吃饭太快，大脑来不及反馈"饱腹"信号，就会不停地吃。第三，喜欢重口味，像过甜、过咸、过辣、过油的食物。第四，不吃早饭。很多人在减肥的时候，总是不吃早餐，这是不对的。吃早餐能够"激活"身体的基础代谢，让身体对营养的需求更高，气血更充足，代谢更好，才能更快减肥。

最后，减肥是一件持续性的事情，要有计划，不能盲目，也不能急于求成。要有毅力和定力，三天打鱼两天晒网，断断续续是很难减肥成功的。

6

吃得少
就不会胖吗

经常饿着就会变瘦吗？还真不一定。有时候，肥胖与你吃多少没有太大关系，而是其他原因导致的。前段时间，有个女性朋友找我抱怨：她最近在节食，但是体重非但没有降下去，还上涨了2斤。她疑惑地询问我出现这种情况的原因。

我这个朋友是做跨境电商工作的，由于工作性质的原因，经常需要熬夜加班。长期熬夜的她，还要早起为孩子准备早餐，这就导致她长期睡眠不足。我是怎么知道她长期睡眠不足的？她的眼袋就是最好的答案。我告诉她：长期睡眠不足，就是她没办法瘦下来的原因。

当一个人长期睡眠不足的时候，身体的基础代谢能力会下降，这时候，即使吃得少，也没办法瘦下来。那么，该怎样判断身体是否存在代谢慢的问题？当身体的代谢变慢时，会出现一些症状：晚上睡不着，睡眠质量很差；月经不规律；肚子上的肉松松垮垮；经常口干舌燥。当身体有这些问题的时候，就是代谢变慢了。这时候，想要减肥，就需要先提高身体的代谢能力。

如何提高身体的代谢能力呢？首先，早餐要多吃高蛋白的食物。比如，鸡蛋、牛奶、高蛋白的豆奶等。其次，每天要多喝温水，保证身体摄入不少于 2 升的水。再次，多补铁。牛肉、鸡肉、鱼肉要经常吃。最后，多做抗阻运动，比如举哑铃、仰卧起坐、深蹲起等。坚持一段时间之后，你会发现效果非常不错。

好的饮食习惯，对于减肥也非常重要。下面这些东西，就是吃得少，也会让你变胖。高糖食物，这些食物热量往往很高，多余的热量最终会转化成脂肪堆积在体内；烤肉、炸鸡这些食品，也会容易长胖，并且让人更显老；含有反式脂肪酸的食物，吃一口就相当于喝好几口油。所以，减肥不要盲目饿肚子，选对食物才是正确的做法。

很多人在减肥的时候不吃晚餐，她们觉得晚餐吃进肚子里，不容易消化，会堆积在体内。其实并不是。你的晚餐只要安排合理，并不会增加体重。

那么，晚餐该怎么吃呢？首先，可以吃蛋白质类的食物，像瘦猪肉、鱼、蛋、奶、豆腐等食物都可以，食用量控制在 60 ~ 100 克；其次，可以吃深绿色蔬菜和瓜类蔬菜，像西蓝花、菠菜、冬瓜、黄瓜等，食用量控制在 200克左右；第三，可以吃少量的粗粮主食，像糙米饭、荞麦米饭等。不过需要提醒的是，要减肥的你，在下午四点以后，不要再吃或者少吃白面包、白面条、白馒头、白米饭、各种甜品等精制碳水化合物。

在日常饮食中，只要合理限制热量的摄入，遵循低升糖饮食方式，并且均衡地摄入营养你就可以放心去吃，而且体重不会有太大波动。

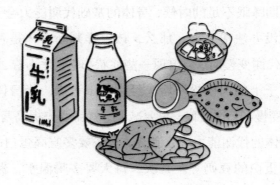

⑦

有小肚腩该
怎么吃

有一个网友给我留言，说自己看上去并不胖，四肢也不粗，但就是肚子大。她曾经尝试了不少方法减肚子，但效果都不明显。是不是很多女性都有这个困扰？尤其是女性进入三十岁之后，很容易就会长小肚子。

肚子胖的原因有很多，而且不同部位的脂肪堆积，原因也有所不同。

如果是肚脐以上部分的肚子大，说明经常吃得太饱。这时候，应该适量减少每顿的用餐量。每顿饭 8 分饱就可以，不要总是撑得不行才放筷子，这很容易造成热量过剩，导致肚子变大。

肚脐周围比较胖，可能是便秘引起的，这时候，应该多吃富含膳食纤维的食物来帮助肠道蠕动，促进排便。可以多吃冬瓜，冬瓜里面含有丰富的维生素 A、维生素 C，以及木瓜酵素，能够有效清除脂肪，分解碳水化合物及蛋白质，可以让肠道消化功能变得更好。

肚脐以下的小腹突出，可能是体内湿气重。当体内湿气过重的时候，消化功能会受到影响，也会出现脾胃不调，表现出腹胀或者腹痛症状，腹胀就会导致肚子大。所以，湿气重的人想要减掉肚子，必须要祛湿。

湿气重可能是因为生冷性食物摄入过多，也可能是身体保暖不到位，长时间处在潮湿环境中诱发的。大家在日常生活中可以通过喝红豆薏米水来调节，不过制作的时候需要注意选材。应选用外形细长的赤小豆，而不是圆圆的红豆。另外，薏米要炒熟之后再用，生薏米偏寒，会伤及脾胃。

腰两侧的赘肉多，是因为平时吃得多但不运动，导致了身体的代谢变慢。这时候，尽量少吃高热量的食物，防止热量过剩。平时可以多吃一些绿豆芽，绿豆芽中含有丰富的氨基酸以及维生素，可以加快身体的新陈代谢，而且能够让脂肪分解速度更快。另外，绿豆芽里面含有很多纤维素，可以让体内的毒素被有效清除。如果你能迈开腿，去户外跑步、游泳、打球，就更有助于减掉腰上的赘肉了。

如果你既管不住嘴，又迈不开腿，还能变瘦吗？也不是不可能。但你至少要做到下面两点：首先，在饮食习惯方面调整，吃完饭之后，不要立刻坐着、躺着。不想运动的话，就站着。吃完立即坐下或者躺着，容易导致腹部脂肪堆积。其次是坚持锻炼身体。你不想迈腿没问题，能甩开手臂也行。在家里做些仰卧起坐、普拉提、深蹲等运动，都可能帮你减掉肚子上的赘肉。

总之，在你想要减肥之前，一定要先弄清楚导致自己肥胖的原因，然后再采取行动。盲目减肥，不仅无法达到减肥目的，还可能损害身体健康。

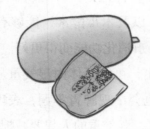

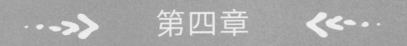

第四章

调养女性身体的
营养食物

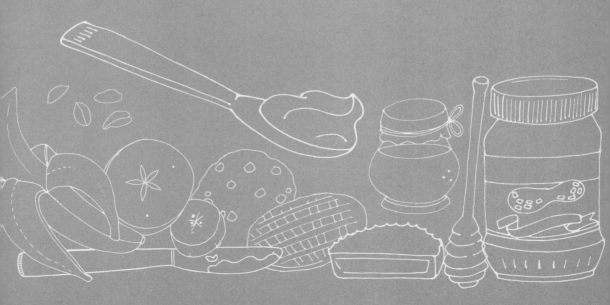

随着时代发展，女性朋友的社会地位不断上升，

伴随而来的是来自工作和家庭的双重压力。

这让女性的身体健康受到了很大的威胁，

因此，越来越多的女性朋友开始关注食物调养身体的问题。

但调养身体不能盲目，需要根据自己的具体状况，

选择相宜的调理方法。

比如身体虚弱需要找到原因，如果只是一味大补，

很可能会出现虚不受补的情况。

这一章，主要给大家介绍一些女性经常会出现的健康问题，

以及相应的食疗方法。

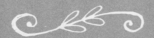

①

身体出现哪些信号
是缺营养的表现

我们的身体健康，需要各种营养素来维持。当身体缺少某些营养素时，不一定会马上反映出来。那么，如何知道自己有没有缺营养呢？除了去医院检查之外，日常生活中我们还可以通过身体给出的信号来进行自我检查。当缺少某些营养的时候，我们的身体会用它的"语言"告诉我们。

你有没有观察过自己的指甲呢？小小的指甲上有很多细小的变化，都是身体缺少营养素的信号。读懂指甲信号，可以帮你轻松地补对营养。如果指甲上有竖纹，是缺钙的情况；指甲上有白点，有可能是缺锌；指甲的颜色发白，可能是缺铁；指甲容易断，是缺蛋白质；指甲边上长倒刺，可能是缺维生素 C。赶快看看你的指甲有没有这些症状。

很多女性朋友不知道为什么头发会大把地掉。其实从营养学角度来说，女性脱发、掉发，通常有四种情况：第一，体内缺乏蛋白质，导致头发合成缓慢，甚至会提前进入休止期；第二，身体缺铁，影响了胶原蛋白的合成，造成弥漫性脱发；第三，缺乏维生素，尤其是缺乏 B 族维生素，这会造成持续性的脱发；第四，身体缺锌会导致新头发长得慢。

皮肤变得干燥，容易过敏，有时候突然长了很多痘；发质越来越差，脱发严重；情绪抑郁；年纪大的人还会出现关节疼痛等情况。如果你的身体出现以上症状，就需要补充 $\Omega-3$ 脂肪酸了，这是一种我们身体自己不能合成的必需脂肪酸。

女性朋友应该都知道，维生素是我们身体不可缺少的一类营养物质。一旦缺少，身体就会出现各种问题。如何判断自己是否缺少维生素，这里我给女性朋友整理了一些身体缺少某类维生素的常见症状：出现月经量少、脸色苍白的问题，多半是体内缺少维生素 B_{12} 了；脸上长斑、牙龈经常出血，就需要补充维生素 C；掉头发可能是缺维生素 B_7；皮肤干燥可能是缺维生素 E；失眠、口臭，多是缺乏烟酸；腿部容易抽筋，是缺乏维生素 B_6 和钙；眼睛干涩可能是缺维生素 A 了。对照这些信号，缺什么赶紧补起来吧。

蛋白质也是人体内必不可少的营养物质之一，尤其是女性朋友，缺了它，不仅影响身体健康，还影响颜值。如何判断身体是否缺少蛋白质：第一，掉头发，并且头发干枯、分叉；第二，皮肤的弹性下降、粗糙、水肿；第三，体力下降、身体消瘦、容易生病；第四，情绪低落，容易焦虑、抑郁，注意力不集中。当身体出现这些症状的时候，就要注意补充蛋白质了。

　　绝大多数人都不会去频繁体检，有些营养素的缺失也不能通过体检发现，所以我们要格外关注身体发出的信号。这就需要女性朋友多了解一些营养素缺乏表现出来的症状，在日常生活中多留意身体的变化，及时发现身体可能存在的问题，并且及早干预调养，以保证身体的健康。

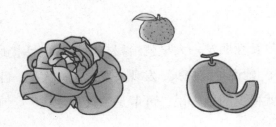

2

头发不好，需要补充哪些营养

前不久，有位女性朋友一大早就给我打电话，电话接通之后，她一阵哀号。我问她原因，她说早起梳头，发现头发掉了一大把，目测有一二百根。这对于头发本来就稀少的她来说，可谓是"灭顶之灾"。所以，她一大早就向我求助。

出现大把掉头发的情况，不仅有我的这位女性朋友。一直以来，都有不少女性朋友私信我关于头发保养的问题。她们的头发不是大把地掉，就是干枯、分叉。出现这些情况可能是因为身体缺少了一些营养素。

据研究，我们头发生长需要的核心营养素包括蛋白质、B族维生素、铁、锌、铜、硒等。缺少蛋白质会导致头发合成缓慢，甚至会提前进入休止期；缺铁会影响胶原蛋白的合成，造成弥漫性脱发；缺少维生素，尤其是B族维生素，会导致头发的持续性破坏；缺锌就会造成头发掉得多，又长得慢；铜元素参与了黑色素颗粒的合成过程，缺铜容易长白头发。

那么，关于头发不好的问题，该如何通过饮食来改善呢？

第一，需要摄取足够的蛋白质。头发的主要成分就是角蛋白，这种营养素可以从豆腐、牛奶、鱼肉、鸡蛋等食物中获取。

第二，要从饮食中摄取足够的维生素 C。头发出现干枯、分叉的问题，多数是缺少胶原蛋白了。蓝莓则可以补充维生素 C、花青素，促进胶原的产生，并且保护胶原蛋白。还可以选择猕猴桃、青椒等食物，它们也富含维生素 C。

第三，摄取足够的铁，给头发提供营养，增加头发的韧性。日常可以通过猪肝、牛肉、猪血、红苋菜、菠菜等食物来摄取铁。

第四，摄取足够的锌，可以加快头发的生长速度，并缓解脱发和头皮屑过多的问题。食物可以选择贝壳类的食物、红肉等。

第五，摄取足够的 B 族维生素。食物可以选择杂粮、豆类、深绿色的蔬菜等。

还有一种头发不好的情况，那就是斑秃，俗称"鬼剃头"。主要表现为头发一块一块地掉，而且会复发。出现斑秃可能是由于精神压力过大、熬夜或者不健康的饮食习惯引起的内分泌失调。

该如何应对反复的斑秃呢？在日常饮食中要忌吃甜食，不要吃过于油

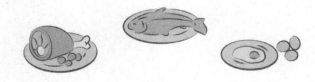

腻和辛辣的食物；养成良好的睡眠习惯；可以在家用生姜加高度白酒，浸泡一周之后，用手指蘸一点泡好的白酒，轻轻敲击头发部位，刺激局部脱皮，这样可以加快血液循环。

试着给头发提供足够的营养，并且一直坚持下去，相信女性朋友可以拥有一头乌黑亮丽的飘逸头发。

③

气血不足，吃什么
可以补回来

前段时间跟一位朋友聊天，她说自己一直有一个困惑想请教我。我问她是什么问题，她就问我什么是气血不足。之所以问这个问题，是因为她去看中医，医生跟她说她有点气血不足。她不知道这具体是什么意思，也不知道该如何改善。

女性朋友们应该经常会听到"气血不足"这个词语。简单来说，就是体内的气血，无法满足身体的需要了。女性到了三十岁之后，很容易出现气血不足的情况，但常常被忽略。那么女性怎么才能知道自己是不是气血不足呢？可以通过下面这几种方法来判断。

第一，看头发。气血不足的人，头发长得慢，而且会干枯、发黄、分叉，很容易长白头发、掉头发。第二，看眼睛。眼白的颜色逐渐变得浑浊、发黄，有红血丝。第三，看皮肤。皮肤粗糙、暗黄、苍白、容易长斑，特别是在眼角位置。第四，看指甲。指甲上出现竖纹，半月形状变小，说明最近透支身体严重，气血两亏。第五，看睡眠。睡眠质量差，入睡困难，被惊醒后总是特别烦躁。第六，看手温。手温偏热、容易出汗，或者是常年手脚冰凉。如果上面这几种表现，有两种同时出现在你身上，就说明你需要调理气血了。

在日常饮食中，我们又该如何用食物来调理气血呢？如果你还在用红糖水来补血，那就大错特错了，在真正补血的食物排行榜中你可找不到红糖。想要补气血，可以选择下面这些食物：

第一种是动物肝脏。动物肝脏中富含铁，但是每周吃 1~2 次就行了，不需要每天都吃。

第二种是菠菜。菠菜中含有丰富的铁、胡萝卜素以及维生素 C。而维生素 C 可以更好地促进铁的吸收。

第三种食物是乌鸡。乌鸡可以和黄芪一起炖汤，特别适合经期贫血的人以及产妇来调理气血。

第四种是干桂圆肉。它富含铁质，可以帮助补气血。

第五种是黑枣。黑枣的补血效果比红枣要好得多，平时可以煮粥或者煮汤。

第六种是桑葚干。桑葚干里面的铁含量丰富，每 100 克桑葚干中的含铁量高达 42.5 毫克，可以泡水或者煮粥。

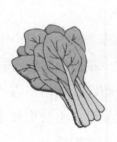
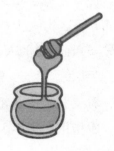

不过，我需要提醒大家，气血不足千万不能乱补。在补之前，要先弄清楚自己的身体状况，如果是虚不受补很容易就会上火。平时容易上火的女性朋友，可以先平补，也就是选择既能补气或补阳，又能补阴的食物。比如山药、薏米、芡实、茯苓、莲子、蜂蜜等都是平补的食物。这些平补食物适合各种体质的人，一年四季都可以吃。

当你的气血充足了，身体就会变得更健康，才能面若桃花，整个人容光焕发，看起来自然就年轻好几岁。所以，在日常生活中，女性朋友一定要重视气血的情况。

4

经常失眠，一定要补充的营养元素

在如今这个社会，人们由于工作以及生活等诸多方面的压力，导致经常性失眠，失眠也就成了特别常见的一种病症。尤其是三十岁之后的女性，生活、孩子、工作是压在她们身上的三座大山，很多的女性在这个年纪都会失眠。

然而，长期失眠对于女性朋友的身体伤害非常大，还会让人越来越难看。很多女性朋友应该深有体会，如果有一段时间睡不好觉，黑眼圈、皮肤松弛、毛孔粗大、精神萎靡，这些问题会一个接一个地来。那么，为什么你会出现失眠的情况呢？

有研究表明，除了压力大之外，睡不好可能跟缺营养素有关。当体内缺钙的时候，会影响褪黑素的产生，让我们很难进入睡眠状态。另外，当体内维生素 B_6 摄入不足的时候，也会很容易失眠。在日常生活中，由于缺钙或者维生素 B_6 引起的失眠问题，可以通过补充这两种营养素来缓解。

需要补钙的时候，大家可以多喝牛奶或者酸奶，多吃豆类、豆制品、坚果类等，这些食物都可以帮助人体补钙。当然，最好能多晒一晒太阳，这样可以让身体产生维生素 D，促进钙的吸收。而葵花子、金枪鱼、黄豆、核桃、花生、玉米、蘑菇这些食物，可以帮助人体补充维生素 B_6。

还有一些失眠问题是因为阴血不足而引起的，主要表现为：翻来覆去睡不好，容易烦躁；睡着之后容易出虚汗、口干。针对这些情况，有一味药食同源的食材，可以帮助你解决这个问题，那就是酸枣仁。酸枣仁的主要作用是养心、安神、敛汗，对心神不安、失眠多梦有不错的效果。睡前一小时，取 15 克炒酸枣仁，用开水冲泡喝。坚持一段时间，可以让你睡得安稳。

女性进入更年期之后，也会经常出现睡眠不好的问题。我教大家一个在更年期缓解失眠的办法。大家可以用 6 颗去核红枣和 10 个桂圆肉，加两碗水，煮半小时之后，打个荷包蛋进去，睡前来一碗，整夜都能睡得香。

大家都知道牛奶有助于睡眠，但是你知道为什么吗？因为牛奶中含有色氨酸，晚上睡前喝一杯热牛奶，色氨酸就会发挥安眠的作用。另外，牛奶中还含有具有调节作用的肽类，它可以和中枢神经结合，发挥一部分麻醉、镇痛的作用。所以经常失眠的人，睡前喝一杯牛奶，可以帮助入睡。

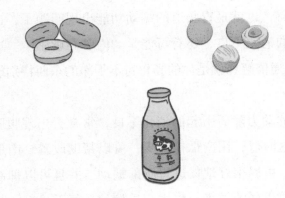

⑤

消化不好，可以通过
饮食改善吗

有时候，吃得太多、太快，或者吃的食物太硬，很容易出现胃胀的情况，也就是我们常说的消化不良。当我们的肠胃功能紊乱后，会导致肠胃蠕动过慢，致使食物不能够被快速消化、吸收，造成食物滞留在肠道内，出现消化不良的情况。女性由于日常的活动量相对比较小，所以比男性更容易出现肠胃问题。

经常会有女性朋友问我消化不好的话，可不可以通过饮食改善。当然可以！而且非常适合通过食物来改善。消化不好的原因比较多，可能是胃肠道的动力障碍，也就是胃肠道的蠕动功能出现问题了，也可能是由胃肠道的炎症引起的消化不良，还有可能是"内脏高敏感"。这个名词可能听起来比较陌生，通俗解释就是你的肠胃对不干净的东西特别敏感，这叫作"内脏高敏感"。

由胃肠道的动力障碍引起的消化不良，常常会出现腹胀的症状，伴随着便秘问题。这时候，用南瓜榨汁喝，可以帮助改善。南瓜含有丰富的膳食纤维和果胶，可以很好地促进胃肠的蠕动，并且可以抑制肠道里面的有害菌，吸附肠道里面的垃圾。将生南瓜榨汁，每天早上一杯。坚持饮用，可以很好地改善这一问题。

因胃肠道疾病导致的消化不良，则要引起重视。如果不注意养胃，可能会发展成溃疡，甚至出现胃癌。养胃的关键是修复胃黏膜，提高胃的抵抗能力。怎么来养呢？大家平时可以用山药、小米、猴头菇这三种食物一起熬粥。山药含有黏液蛋白，可以保护胃黏膜，防止过多的胃酸侵蚀，而猴头菇和小米可以帮助消化，促进胃黏膜的修复，三种食材一起吃，可以达到很好的养胃效果。

因内脏高敏感导致的消化不良，则需要多留意自己对哪些食物比较敏感，在日常饮食中，尽量避开这些食物，以防止出现消化不良的问题。

我再告诉大家一个帮助消化的小秘诀。如果你经常吃面食，比如面条、饺子、馄饨等，吃的时候记得配上面汤喝。中国有句古话叫作"原汤化原食"。喝面汤有两个好处。第一，改善积食，面汤里面含有消化酶和 B 族维生素，可以促进肠道蠕动。第二，不容易胖，面食的主要营养是淀粉和蛋白质，如果缺乏了面汤里面的 B 族维生素，会引起代谢不顺畅，容易犯困，出现脂肪异常堆积等问题。这也是很多人为什么吃了面食之后感觉胃胀的原因。所以，吃面条、饺子、馄饨、汤圆等面食的时候，可以喝点汤。

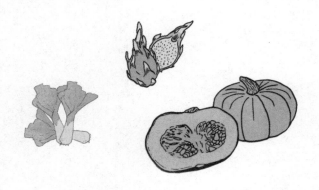

　　另外，韭菜和白心火龙果，对于帮助肠道清除垃圾非常有用。韭菜中的膳食纤维可以包裹肠道里的食物残渣，然后随大便排出，同时，韭菜中的芳香物质有助于杀菌、消炎。白心火龙果的膳食纤维远高于香蕉，这种带籽的水果，有助于通便，所以在吃了油腻的食物之后，可以吃一个白心火龙果，不仅解腻，还能促进消化。

6

甲状腺功能减退，
3 种食物值得推荐

甲状腺功能减退是什么呢？这是一种由于甲状腺激素合成及分泌减少，或其生理效应不足所致机体代谢降低的一种疾病。通常称其为"甲减"。临床上常见的甲减，包括中枢性甲减、桥本甲减、碘 131 治疗后甲减、甲状腺术后甲减等。需要提醒女性朋友的是：女性患甲减的概率高于男性。

甲状腺功能减退的主要症状有：情绪淡漠、嗜睡、怕冷、体力差、局部或全身水肿等。当你怀疑自己有甲减时，应该及时去医院检查，并及早干预。引起甲状腺功能减退的原因有很多，先天因素、药物治疗、放射治疗、饮食中缺少营养素、怀孕等因素都可能引起甲减。

对于女性来说，有一个特殊时期会引起甲状腺功能减退，那就是孕期。女性孕期的孕激素分泌出现异常，容易导致自身的抵抗力下降，从而引起甲状腺激素分泌不足，导致甲状腺功能减退。所以，怀孕之后，一定要遵医嘱作甲状腺功能的检查。并且在饮食上适当地补充碘，预防甲减的发生。

甲减这种疾病，并不好治愈，但可以通过药物控制。甲状腺功能减退患者，除了通过药物控制之外，日常饮食也需要特别注意。下面这三种食物，可以安排到其食谱中。

第一，高蛋白、低脂肪的食物。甲状腺功能减退患者的身体代谢能力会下降，血浆中的胆固醇也会排得比较慢，很可能会导致血液中胆固醇的浓度升高，出现血脂、血黏度增高等情况。因此，甲减的患者，要注意低脂饮食，不要吃高热量、油腻的食物。既为了保证蛋白质的正常摄入，又不过多地摄入脂肪，日常饮食就应选择高蛋白、低脂肪的食物，比如鱼肉、脱脂牛奶、鸡蛋、瘦肉等。

第二，高纤维素的食物。甲状腺功能减退患者的肠道蠕动比较慢，经常会出现腹胀、便秘等问题。因此，在日常生活中需要多吃富含纤维素的食物，以促进胃肠蠕动、预防便秘。绿叶蔬菜、苹果、西柚等食物都是不错的选择。

第三，富含维生素的食物。充足而丰富的维生素，对调节机体的各项生理功能都有益处，尤其是 B 族维生素。建议甲减患者多摄入新鲜的蔬菜、水果等，以保证维生素摄入充足。

需要注意的是，甲减患者是否要补碘，需要根据具体情况而定。比如，桥本甲状腺炎患者，摄入过多高碘食物后会出现抗体增高的情况，因而不建议这类患者多吃碘。如果是因为缺乏碘而导致的，那么不论是否出现甲状腺水肿的情况都是需要补碘的。

　　此外，甲状腺减退患者要少吃甘蓝、西蓝花、花椰菜、萝卜、白菜等十字花科蔬菜。这些蔬菜中含有硫氰酸盐，可以跟甲状腺细胞基膜上的碘泵结合，抑制甲状腺聚集点，干扰甲状腺激素的合成，最终导致甲状腺肿大。还有木薯、土豆、核桃、菠菜、草莓、桃、花生等，都含有导致甲状腺肿大的物质，甲减患者应尽量避免食用。

　　除了饮食上需要注意，甲减患者在平时进行重体力活动或者运动前，最好及时补充食物，不要空腹活动。

7

皮肤不好，
吃什么改善

　　25 岁以后的女性朋友，应该能够深切感受到皮肤的变化。随着年龄的增长，皮肤会变得越来越不好，暗沉、长痘、长斑、松弛等问题接踵而至。不过不要过于担心，皮肤出现的上述问题，可以通过日常饮食来改善。不同原因导致的皮肤问题，需要针对性解决。

　　季节变化会引起皮肤粗糙的问题，通常是在秋天。刚刚经过夏季暴晒的皮肤，还来不及缓口气，又让秋天干燥的空气夺走水分，所以皮肤变得暗沉、暗黄、干燥。这时候，有一个简单、实用的食疗方法可以帮助缓解皮肤问题。用甜杏仁粉 5~10 克，薏米粉 5~10 克，加开水或者是热牛奶冲泡，每天一次即可。记得甜杏不要多吃，每天 10 克以内。孕妇和哺乳期女性不建议喝。

　　当身体缺少维生素 A 的时候，皮肤会干燥、长痘。因为维生素 A 缺乏会导致细胞生长分化受阻，通过饮食补充维生素 A，皮肤会变得细腻有光泽。深绿色、红黄色的蔬菜、水果含有丰富的维生素 A，比如西蓝花、菠菜、青辣椒、红薯等。另外，还可以每周吃一次动物内脏，比如鸡肝、猪肝。

　　想要改善皮肤松弛的情况，一定要多补充胶原蛋白，多吃富含胶原蛋白的食物，比如鸡爪、深海鱼（尤其是鱼肚子那部分肉）、牛蹄筋、海参、鱼胶等。不过，胶原蛋白需要维生素 C 来帮助合成。因此，搭配富含维生素 C 的食物一起食用，效果才能更好。

　　补充完胶原蛋白，还要能够留住胶原蛋白，只有这样，皮肤才能保持弹性。这时候就需要抗氧化的食物来"工作"了。像绿茶、石榴、柠檬、猕猴桃、西红柿这类食物，都富含维生素 C。

　　皮肤出油、长痘，可能是因为缺少维生素 B_2 或者维生素 B_6，影响了油脂的正常代谢。平时多吃香菇、豆类、苦瓜、丝瓜、黄瓜，还可以喝点金银花茶、菊花茶。

　　女性朋友想要让皮肤变好，还要保证每天喝 2000 毫升左右的温水，这样不仅能促进新陈代谢，还可以给肌肤补水。另外，每天吃一个西红柿，西红柿中的番茄红素可以帮助减少皱纹，延缓皮肤的老化。还有柠檬，它含有的 B 族维生素和维生素 C 以及柠檬酸，具有强抗氧化性，能够亮白皮肤。大家平时还要多吃含有抗氧化剂的食物，比如蓝莓、洋葱、紫甘蓝、桑葚，还有奇亚籽。

　　最后，你可能不知道，皮肤也需要补钙。皮肤补钙有两个好处：一是减少蓝光、紫外线、雾霾等对皮肤的伤害；二是可以预防皮肤敏感，抵抗皮肤老化。给皮肤补钙要多吃小油菜、芥蓝、黄花菜、荠菜、苜蓿、胡萝卜缨、茴香等。

8

烦躁易怒，常吃四种食物改善心情

人有七情六欲，所以，在日常生活中会有心情烦躁的时候，很多人都不在意。但如果因为一件事情就会火冒三丈，还烦躁不已，是需要引起注意的。尤其对于女性来说，情绪突然变得烦躁易怒，并不是急性子导致的，很可能是身体出了问题。

导致情绪不好的原因有很多。首先，性格急躁的人，更容易出现烦躁易怒的情况。其次，女性在特殊时期，比如月经期、围绝经期、更年期，因为体内激素的变化，容易导致情绪低落。此外，肝气郁结、肝火旺盛，也会出现烦躁易怒的情绪。那么，当情绪变得很糟糕的时候，不妨试着用下面这几种食物来帮助改善。

第一种，富含钙、镁等矿物质的食物。有时候，心情不好可能是因为缺钙引起的。钙是一种天然的神经系统稳定剂，有助于缓解压力。另外，当身体缺少钙、镁的时候，会导致睡眠质量下降，影响情绪。可以选择牛奶、石螺、芝麻酱、海带、紫菜、深色绿叶蔬菜、大豆、鱼、牛油果、花生、牡蛎、蛋类等食物来补充钙、镁。

第二种，含有不饱和脂肪酸的脂类食物。不饱和脂肪酸可以缓解情绪低落，降低患抑郁症的风险。它主要通过影响蛋白的磷酸化、调控蛋白激酶 C 的活性，以及增强神经元细胞的建立和可塑性来达到抗抑郁的效果。不饱和脂肪酸的主要来源是亚麻籽油和深海鱼等食物。

第三种，富含蛋白质的食物。我们会感到快乐，是因为大脑释放的一种"快乐化合物"血清素，这种物质能够改善心情。蛋白质中含有的色氨酸，可以帮助大脑制造血清素。另外，蛋白质中还有一种酪氨酸，能够帮助提高记忆力和理解力。富含蛋白质的食物很多，比如蛋类、奶类、豆类等食物。

第四种，富含维生素的食物。B 族维生素、维生素 C 和维生素 D 都会对情绪产生影响。其中维生素 B_1、B_6 等可缓解忧郁；泛酸和维生素 C 能够减轻压力；烟酸和维生素 D 能够平缓情绪，消除焦虑。在日常生活中，多吃全麦食物、新鲜的水果，可以帮助补充维生素。

当你情绪出现问题的时候，还可以试试通过食物干预。在情绪失落、郁郁寡欢或者烦躁不安时，选择正确的食物能够起到很好的安抚和抚慰作用。另外，女性朋友们平时可以多喝一些养肝的茶，比如用金银花、菊花、枸杞子泡茶喝，可以养肝、护肝。肝养好了，心情自然也会变得舒畅。

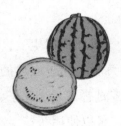

9

湿气重，哪些食物能补救

相信大部分女性朋友都听说过"湿气"这个词语，俗话说"千寒易去，一湿难除"，对于女性来说，湿气重不仅影响身体健康，还会对颜值产生影响。很多女性网友给我留言询问："湿气重，该怎样通过饮食来改善？"在此之前，我们需要先弄明白什么是湿气。

湿气分两种：湿热与湿寒。偏热性体质的人，体内湿气重就是湿热；偏阳虚体质的人，体内湿气重是湿寒。而湿热是在湿寒的基础上产生的。那么，该怎样区分湿热和湿寒呢？

湿热的症状有：怕热、手脚容易出汗、体味大、面部容易长痘、舌苔黄、易长溃疡、便秘、尿色发黄、白带量多色黄。

湿寒的症状有：怕冷、手脚冰凉、脸色苍白、舌体肥大、小便清长、月经不规律。

中医认为"湿气重，百病生"，不管是湿寒还是湿热，最重要的都是祛湿，只是侧重点有所不同。湿热的调理原则是祛湿、泻热、清火、调理脾胃。在食物上主要选择薏米、莲子、紫菜、红小豆、绿豆、扁豆、苦瓜、黄瓜、冬瓜等。日常可以使用茯苓、薏米、绿豆等煮粥喝。不仅健脾祛湿，

　　还能够养胃。不过需要提醒大家的是，用红豆薏米水祛湿的时候，记得选用细长的赤小豆。而生薏米偏寒性，直接食用很容易伤脾胃，需要炒熟之后再食用。

　　而湿寒食疗调理的原则是祛湿、补阳气、补气血、保暖，所以在食物上多选择红枣、生姜、陈皮、茴香、薏米、红豆等食物或药材来改善。很多比较胖的湿气重患者，属于湿寒体质，可以炖冬瓜薏米陈皮汤。这个汤不仅祛湿，还能帮助减肥。

　　另外，湿气重的女性朋友，不管是湿热还是湿寒，都应该戒掉吃生冷食物的习惯。食物是靠脾脏来运化吸收的，如果经常吃一些生冷的食物，会损伤脾胃，降低身体代谢湿气的功能，导致湿气在体内堆积无法排出。

　　由于我们的肝和脾是互生互长的关系，养肝就是养脾，所以祛湿还要注意养肝，肝脏健康了，脾胃才会强壮。中医认为味道酸的食物入肝经，平时可以适当吃一些酸的食物，比如梅子、柠檬、米醋等。

　　湿气重的女性，除了注意饮食之外，还可以用艾草泡脚。艾草有很强的祛寒作用，使用艾草泡脚，能够有效促进体内的血液循环，加速体内湿寒、湿气排出体外。此外，平时多运动，也能够帮助祛湿。

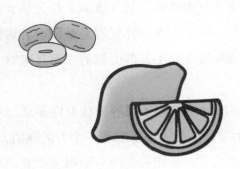

⑩

内分泌失调，
要怎么吃

"内分泌"这个词语，对于女性朋友来说应该都不陌生。我经常会收到很多网友提出的关于内分泌的问题，比如：怎么判断内分泌失调？内分泌失调对人体有什么影响？内分泌失调该怎么进行食疗？下面我给大家讲清楚关于内分泌失调的问题。

想要改善内分泌失调的情况，首先要了解内分泌。内分泌是我们身体生理机能的调控者，通过分泌激素来发挥作用。但如果内分泌腺分泌的激素过多或过少，导致新陈代谢紊乱，就会出现内分泌失调的情况。内分泌失调不仅影响健康，还影响女性的颜值。

内分泌失调的症状不难判断，从外表看，长色斑、痤疮，脸色暗沉，容易发胖，体毛过多。除此之外，脾气容易暴躁、乳房胀痛、月经失调、卵巢早衰，这些都是因为内分泌失调引起的，而且年龄越大，就越容易内分泌失调。

除了身体不适，内分泌失调还很容易让女性显老。不管是脸色暗沉，还是皮肤松弛、不干净，都严重地影响着一个人的颜值，让本来 30 岁的人看上去像 40 岁。想要变美，就需要把内分泌调理正常。

　　另外，内分泌失调，会对女性的月经产生影响。内分泌失调的女性，通常会出现月经量少、痛经等问题。不过，大家也不要过度焦虑。只要你能坚持在饮食上有所改变，是可以调理正常的。

　　具体该怎么做呢？第一，坚持每天吃一袋混合坚果；第二，把家中的食用油改成玉米油或者是大豆油；第三，定期清理肠道垃圾，保持大便通畅，多吃膳食纤维丰富的食物，如玉米、西蓝花；第四，女性养护要从"根部"作起，也就是卵巢，经常吃黑豆、黄豆、葛根粉、无花果等，坚持一段时间，你就会发现自己从内到外都有所改变。

　　平时大家在选择食材的时候，有三种颜色的食物，可以帮助你平衡内分泌。第一种是黄色食物：黄豆、南瓜、玉米、香蕉、柠檬；第二种是绿色食物：西蓝花、菠菜、芹菜、生菜；第三种是白色食物：鱼、蛋、牛奶。这三种颜色的食物，可以多选择几种混合着吃。如果面色暗沉、皮肤粗糙，还可以适量地喝一些三七粉。

　　对于因内分泌引起的月经量少的问题，可以用桂圆、红枣、枸杞子、玫瑰花，加老姜、红糖，一起用开水冲泡5分钟，每天喝1～2杯，慢慢地月经量就会变得正常。另外，在调理内分泌的时候，还需要注意三少：少吃甜食、少生气、少熬夜。

　　内分泌失调不仅影响颜值，严重时可能会患上子宫肌瘤、乳腺癌、不孕不育等疾病，还可能引起免疫系统疾病、骨质疏松症、高脂血症等。所以女性朋友一定要重视内分泌失调的问题，一旦发现端倪，应早点着手改善。

11

肝脏不好，
该如何食养

肝是我们身体重要的解毒器官，重要性不言而喻，尤其是对于爱美的女性朋友来说，肝脏健康了，体内就没有毒素垃圾，容颜才能干净、美丽。如今随着大家对于养生和相貌的重视，越来越多的人询问我"平时该如何通过饮食来保养肝脏"这个问题。

想要养肝，首先要知道导致肝脏不好的原因，有可能是肝火旺盛，也可能是肝血不足。情况不同，食养中涉及的食物当然也有所不同。

当出现情绪波动大、眼睛容易有红血丝等这些症状的时候，属于肝火旺盛。这种情况下，可以多吃枸杞子、梨、冬瓜、山楂等，这些食物能够帮助降肝火，有助于疏肝、养肝、平肝。

枸杞子含有人体必需的蛋白质、多种维生素、磷、铁等营养物质，能帮助保护肝细胞，改善肝脏功能，有养肝益精的作用。将枸杞子、红枣、粳米一块煮粥喝，可以起到养肝的效果。也可以用金银花、菊花、枸杞子、决明子一起泡茶喝。

梨汁具有降低血压、养阴清热的功效，把梨切片煮水，每天喝一次，也有很好的保肝效果。

山楂通常被人们当作开胃小吃，如果你是因为吃了肉类等高蛋白食物而患有"食火"症状，可以通过吃冰糖山楂来缓解。另外，山楂中含有熊果酸，能降低动物脂肪在血管壁的沉积。对于脂肪肝患者来说，可以消食、去脂，保护肝脏。

冬瓜富含蛋白质、腺嘌呤、烟酸等多种营养物质，用冬瓜煮汤，对于降肝火很有帮助。

肝脏不好，还可能是由于肝血不足引起的。肝血不足的时候，会出现睡眠质量差、皮肤发黄暗沉、容易长斑点等症状，平时可以多吃黑芝麻、红枣、鸡肝、菠菜、苋菜等。

黑芝麻性味甘、平，具有滋养肝肾、养血润燥的作用。特别适合因肝肾不足导致脱发、须发早白、皮肤干燥的中老年朋友食用。

红枣中含有的碳水化合物、脂肪、蛋白质是保护肝脏的营养剂，它能促进肝脏合成蛋白，增加血清红蛋白与白蛋白含量，调整白蛋白与球蛋白的比例，可降低血清谷丙转氨酶水平。

鸡肝中含有丰富的蛋白质、钙、磷、铁、锌、维生素 A、B 族维生素等。尤其是铁的含量，远远超过奶、蛋、肉类等食品，具有维持正常生长和生殖机能的作用，能保护眼睛，维持正常视力，防止眼睛干涩、疲劳。

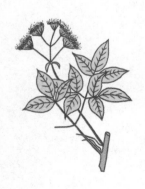

　　菠菜含有丰富的蛋白质、微量元素和维生素C等，有很好的养肝、养血、滋阴等作用。不过，菠菜含有草酸，会影响人体对钙的吸收。因此，烹饪菠菜前一般应先焯水，然后再烹饪，这样可以减少草酸含量。

　　苋菜中富含铁，还含有丰富的钙和维生素K，能够促进凝血、造血等。

　　需要注意的是，肝火旺盛的女性朋友，要注意尽量少吃荔枝、桂圆、石榴、菠萝等。另外，因肝脏不好引起面部暗沉、长斑的女性，还可以多吃萝卜、玫瑰花、黑芝麻、绿豆等。

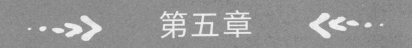

第五章

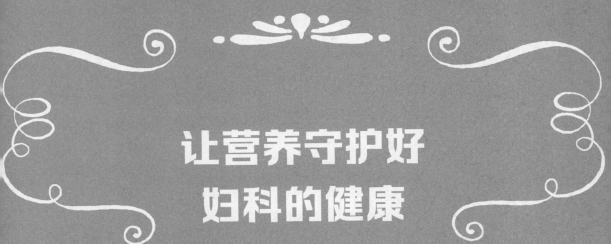

让营养守护好
妇科的健康

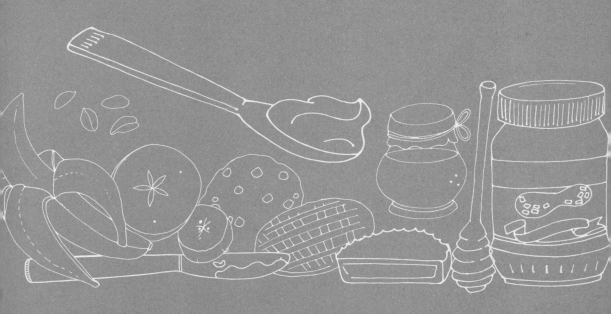

与男性相比，女性这一生中要额外经历

月经期、妊娠期等特殊时期。

这些特殊时期可能会对女性造成不同程度的伤害，

出现相关的妇科问题。

女性朋友如何在这些特殊时期养护好自己，

避免出现妇科问题，是所有现代女性都应该关注的事情。

现在，从营养学的角度，我来给大家说一说，

该如何让营养守护好女性的健康。

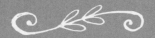

❶

妇科问题都有哪些
信号需警惕

有一个问题应该困扰着很多女性，那就是妇科问题。有许多中国女性患有不同程度的妇科疾病，其中已婚女性的患病率高达70%。这也就是为什么近些年越来越多的女性朋友，在我的社交平台咨询妇科养护问题的原因。

当疾病出现的时候，身体都会发出信号，妇科也一样。如果你出现下面这些情况，就说明自己需要注意了。

有没有女性朋友来一次月经，连一小包卫生巾都用不完。我想肯定有。这种情况属于月经量过少。有这种情况的女性，通常脸上的斑点会比较多，皮肤也暗黄、没有光泽，而且经常出现手脚冰凉、腹痛的问题。

月经量少，通常是由血虚或者血寒引起的。血虚型月经量少的主要表现是经期提前或者延后、颜色淡红、小腹绵绵作痛、头晕眼花、面色苍白、睡眠质量不好。针对这个问题，可以用干桂圆肉10克、枸杞子10克、新鲜樱桃30克一起煮汤喝。每天一次，可以起到补血、养血、养心、安神的作用。

血寒型月经量少的主要表现是经期延后且月经量少、经血颜色暗、经血有血块、小腹冷痛、畏寒、手脚冰凉等。血寒型月经量少的女性朋友，可以用肉桂 5 克、山楂 10 克、红糖 30 克一起煮水喝。在经期前一周开始，连续喝 5 天，可以起到温经散寒的作用。

另外，还有很多女性会在经期前后或期间，出现小腹或腰部疼痛的情况，这叫作痛经。痛经严重的女性，会面色苍白、出冷汗、手冷脚冷、恶心、呕吐，甚至还会导致虚脱和昏厥。有这个问题的女性，可以喝生姜红糖水。将生姜切片，红枣去核，煎煮后放入红糖即可，喝汤吃红枣，具有温经通络的作用。

女性有两个重要器官一定要保养好，那就是卵巢和子宫。这两个器官保养得好，不仅身体健康，还能拥有女性魅力。因此，在日常生活中，大家要警惕子宫和卵巢疾病。

当子宫状态不好的时候，首先白带可能会出现异味，如果你每天都换内裤，但依然会有腥臭味，这很可能是子宫或阴道分泌物出现了病变。其次是月经不规律，而且经血的颜色发黑，血块比较多。最后是肚子痛，大多数子宫不好的女性，会出现小肚子痛的问题。这种痛有时候是隐隐作痛，有时候是尖锐的，还有的人会出现坠痛。不管哪一种痛，只要持续出现，就一定要引起重视。

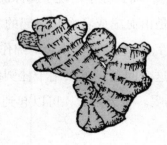

卵巢对于女性来说同样重要，卵巢早衰是很可怕的一件事，女性不仅会因此失去生育能力，还会迅速变老。如果出现月经迟迟不来，晚上经常失眠，白天精神不佳，脸上的斑点、皱纹越来越多，脸色蜡黄，身体肥胖等症状的话，很可能就是卵巢早衰了。

由于妇科问题对于女性的健康和颜值有很大影响，因此女性朋友应该在日常生活中多注意自己妇科方面的问题。一旦发现问题，要及时去医院治疗，同时积极调养。

❷ 对子宫健康有利的
几种食物

前不久，一位女性朋友突然联系我。她告诉我她生了一场大病，刚出院回家，想向我咨询一些营养保健方面的问题。原来，我的这位朋友患了子宫肌瘤，消失的这段时间是在手术治疗和术后恢复。我询问了她的情况，术后恢复得挺好。但是生病之后，她才意识到健康的重要性，于是想向我咨询今后该如何保养子宫的问题。

近年来，在网上向我咨询保养子宫问题的女性朋友越来越多。随着现代女性工作压力的不断增长，女性的生殖健康也受到更多关注。不知道大家有没有发现，身边越来越多的女性朋友患上了子宫方面的疾病，甚至不得已摘除子宫。

子宫是女性独有的器官，这里是孕育新生命的地方。因此，子宫健康对于女性来说非常重要。子宫出现问题，不仅可能导致女性丧失生育能力，还会让女性失去美丽。那么，该从哪些方面着手来保养子宫呢?

想要保养子宫，最好是吃子宫"喜欢"的食物。下面这些食物，建议女性朋友们加入日常饮食中，它们对子宫健康十分有利。

第一种，豆类食物。比如黄豆、黑豆、红豆等。这些豆类食物含有大豆异黄酮，能够帮助促进雌激素的分泌，缓解坏情绪。而且，红豆不仅富含维生素 B_1、维生素 B_2，还富含铁，可以帮助暖身祛寒，有暖宫的效果。

第二种，甘蓝。甘蓝也叫卷心菜。这种蔬菜看上去很普通，但是对女性十分友好。甘蓝中的维生素和矿物质含量都很高，女性常吃可以帮助调节体内激素的平衡。

第三种，牛油果。牛油果的味道比较清淡，是近几年的网红水果。之所以被人们喜爱，是因为它的营养价值高。牛油果中含有丰富的 $\Omega-3$ 脂肪酸和维生素，能够清理身体的毒素，稳定激素水平。另外，还可以淡化细纹、紧致肌肤，对女性保持年轻体态十分有用。

第四种，黑米。想要保养子宫的女性，平时可以多用黑米来煮粥喝。黑米中含有丰富的铁、膳食纤维和维生素 E，能够补气血、促进身体的新陈代谢。

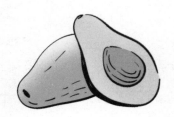

第五种，玫瑰花茶。提到玫瑰，相信没有女性不喜欢。玫瑰不仅可以做鲜花饼等食物，还可以搭配茶叶用来泡茶喝。它富含维生素 C，经常喝有调理内分泌、缓解气血运行不畅、排毒养颜的功效。特别是平时爱生气的女性，应该常喝。

还有一些女性，总是会出现手脚冰凉、痛经等问题，这可能是宫寒导致的，平时需要多吃一些暖宫的食物，比如夏威夷果、黑枣、益母草、南瓜等。

③

女人"炎值"高，
饮食帮你调

炎症听上去似乎不严重，但是却非常麻烦，特别是妇科方面的炎症，严重的甚至可能导致不孕不育。而很多女性由于羞于启齿，总是会忽略妇科炎症的问题，导致病情越来越严重。因此，当女性出现一些妇科炎症的时候，一定要引起重视，及时治疗。除了积极治疗，平时还可以通过饮食来帮助调理。

第一，如果你有妇科炎症，并且喜欢吃辣味的食物，那就应该开始忌口了。辛辣的食物会让女性的盆腔充血，导致子宫频繁地收缩，这会引起盆腔炎、痛经等妇科疾病。

第二，有妇科炎症的时候，不能多吃甜腻的食物。经常吃甜腻的食物，会导致白带增多，如果不能及时排出，就会引起炎症。

第三，妇科炎症患者不宜吃激素类的食物。激素会影响身体的内分泌系统，刺激有炎症的身体部位，从而加重体内的炎症。

第四，腌制食物也不能多吃。这种食物中含有大量的二甲基亚硝酸盐，经常吃腌制食品，会加重体内的炎症，导致病情反复。

那么，在患有妇科炎症的时候，女性朋友应该吃些什么才能够帮助减轻炎症呢？

益母草可以说是植物界的"妇女之友"，从名字上看，就知道它对女性十分有益。益母草中含有益母草碱、水苏碱、益母草定、益母草宁等多种生物碱及苯甲酸、氯化钾等物质。其中益母草碱对女性非常重要，能够增强子宫的收缩力，保护子宫健康。益母草常常被用在月经不调的治疗中，用它熬水喝能够帮助减轻妇科炎症。

蒲公英茶对于对抗妇科炎症也有不错的效果。蒲公英中含有蒲公英醇、蒲公英素、胆碱、有机酸、菊糖等多种健康营养成分，有抗菌、解毒、抗炎的作用。有妇科炎症的女性，可以用蒲公英泡水喝，能帮助对抗细菌和病毒。但是，由于蒲公英性凉，体寒的人不建议多喝。

鱼腥草是天然的抗生素，它含有一种叫作鱼腥草素（癸酰乙醛）的物质，这种物质具有抗菌的作用，能够有效抑制金黄色葡萄球菌、流感杆菌、肺炎双球菌、卡他球菌等细菌。此外，临床实践也证明鱼腥草具有消炎的作用。因此，常吃鱼腥草，对妇科炎症有抑制作用。

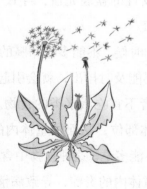

　　黑蒜是一种药食两用的食物，它含有的蒜素、大蒜辣素等物质，是天然的杀菌物质，有很强的杀菌功效。经常吃黑蒜的女性，不仅能预防妇科炎症，还能增强免疫力。

　　不过，食疗只能起到辅助和预防的作用。如果患上了妇科炎症，要尽早去医院检查和治疗。在治疗的过程中，同时配合吃一些可以减轻炎症的食物，可以尽快消除炎症。

4

怎样吃，能延缓
卵巢早衰

事实上，对于女性来说，保养卵巢，比保养皮肤和身材更重要。和子宫一样，卵巢也是女性重要的生殖器官。卵巢的健康程度，决定着女性的生育能力以及健康情况。卵巢分泌的雌激素，可以说是女性的魅力之源。保养好卵巢，也是女性能够青春永驻的秘密。

有些女性才三十几岁，但是卵巢年龄已经是四五十岁了。本该花容月貌的人，看上去十分沧桑。这种情况很可能就是卵巢早衰的表现。卵巢早衰除了让人看上去显老，还有其他的症状吗？当然有，当女性出现下面这些症状的时候，一定要引起重视。

第一，月经不规律。还没有到四十岁，就出现经血量明显减少、经期缩短，甚至提前停经等问题；第二，皮肤粗糙、暗沉、没有弹性，还有皱纹，双颧骨部分容易长斑；第三，乳房脂肪减少，失去弹性、下垂；第四，突然发胖，大量脂肪堆积在腰腹部；第五，经常莫名其妙地燥热、潮红，烦躁且易怒；第六，没有理由的疲劳、乏力、关节痛。以上这些，都是卵巢早衰的迹象，如果你有这些情况，记得尽早开始保养卵巢。

那么，该如何保养卵巢呢？

第一，多吃富含蛋白质的食物。蛋白质对女性的卵巢有天然的保护作用，研究指出，经常吃富含蛋白质食物的女性，绝经时间要晚于一般女性。因此，平时可以多吃肉类、鸡蛋、牛奶等食物。

第二，多吃含胡萝卜素的食物。胡萝卜素具有很强的抗氧化作用，对于卵巢有很好的保护作用。胡萝卜、南瓜等都富含胡萝卜素，如果女性常吃这些食物，不仅可以提高卵细胞的质量和受孕能力，还能预防患上卵巢癌、宫颈癌、盆腔癌等妇科恶疾。

第三，要多补钙。研究发现，每天摄取充足钙的人患卵巢癌的风险，远低于摄取钙不足的人。想要补钙，平时要多吃奶制品、芝麻酱、海产品。

第四，补充植物雌激素。比如大豆、百合、茯苓、葛根粉等。大豆富含蛋白质、大豆异黄酮、大豆磷脂、大豆皂苷和维生素 E 等营养物质，可以帮助延缓衰老。百合、茯苓日常做成粥和汤喝，可以双向调节体内的雌激素水平。而葛根粉中含有的黄酮类化合物，在体内能够模拟雌激素的作用。

第五，注意补充叶酸。叶酸是一种水溶性的 B 族维生素。瑞士研究人员发现，经常吃富含叶酸食物的女性，患卵巢癌的风险会大大降低。大家日常生活中可以通过吃绿叶蔬菜、全谷物等食物来获取叶酸。

除此之外，女性想要保持卵巢健康，还要注意少吃动物脂肪，因为它会提高卵巢囊肿的发病率。平时少吃冰冷、辛辣等刺激性食物，少吃高盐等食物。如果你能做到这些，就能远离卵巢早衰。而卵巢健康了，人看上去自然就会年轻、漂亮。

⑤

选对食物，吃出"女人味"

　　相信很多女性都听说过"雌激素"这个术语，它对女性来说非常重要，当女性雌激素水平正常的时候，不仅容光焕发，还十分有"女人味"，到了四十岁也看不出岁月留下的痕迹。而且，雌激素水平正常，还能让女性远离妇科问题，保持女性魅力。相反，雌激素水平低，则可能让女性提前衰老，甚至疾病缠身。

　　女性体内的雌激素水平低，身体会变得脆弱，可能出现下面这些问题：第一，晚上睡觉经常会出现潮热、满头大汗，也就是盗汗；第二，由于雌激素水平比较低，钙流失得也更快，导致腰酸背痛或膝盖疼；第三，皮肤暗淡、干燥，皱纹也会很明显，爱长斑，整个人看上去很显老；第四，很容易焦虑、烦躁，经常会莫名其妙发脾气；第五，失眠、头晕。这些问题即使去检查，通常也查不出问题。然而，任由雌激素水平持续降低，除了这些症状，还会增加心脑血管疾病的发病率。

　　以上这些症状，你中招了吗？如果有也不要怕，我们可以通过改善日常饮食，帮助身体获取更多的雌激素。那么，哪些食物可以帮助我们增加雌激素呢？

　　大豆是补充雌激素的首选食物，它富含大豆异黄酮，可以双向调节体内的雌激素。平时可以多吃黑豆、红豆，用它们来做豆浆或者煮粥，效果都很不错。

　　海藻类的食物含碘比较多，可以帮助调节雌激素平衡，比如海带、紫菜、裙带菜等。

　　坚果中富含 Ω-3 脂肪酸，能缓解女性的坏情绪。另外，坚果中还含有维生素 E，可以帮助调节内分泌。平时吃的时候，可以将多种坚果混合在一起吃，效果会更好。不过，由于坚果的脂肪含量比较高，每天吃一小把即可。

　　葛根是一种天然的女性保健食物，它含有黄酮类化合物，能够帮助补充雌激素。平时可以用葛根粉，搭配粳米、红枣煮粥喝。

　　南瓜含有较多的维生素 E 和维生素 C，能促进雌激素分泌，同时提高身体的抗氧化能力。将南瓜熬粥吃，既美味又营养。

　　桂圆能帮助抑制黄素蛋白的产生，达到延缓衰老的目的，不过容易上火，不要吃太多。

　　平时还可以多吃一些亚麻籽油。亚麻籽油中含有木酚素，这种物质是一种比较温和的天然植物雌激素。在酸奶中加一勺亚麻籽油，再配上一小把坚果，营养价值翻倍。

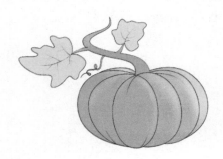

上面这些可以补充雌激素的食物要适量吃，还有些食物要尽量少吃。第一是辛辣的食物，比如花椒、大蒜、辣椒，经常吃会伤津耗液，容易引发内分泌失调；第二是提神的食物，比如浓茶、咖啡，喝太多了会刺激身体，导致晚上睡不着，消耗身体的雌激素；第三是腌制食品，里面含有较多钠，吃多了会影响水液代谢，脸上的斑点和皱纹会越来越明显；第四是含有重金属的食物，比如爆米花、松花蛋等，经常吃会加重器官的代谢负担。

6

呵护乳房健康的
几种食物

对于女性来说，乳房不仅能够让形体美妙，还是哺育后代的重要器官。然而，乳腺癌是严重威胁女性健康的恶性肿瘤之一，而中国乳腺癌发病率的增速全世界排第一。在我们国家，每十个女性中，就有一个女性患有乳腺疾病。因此，女性一定要关注乳房健康。

大家对于乳房健康的关注，不应该是在出了问题后才意识到，要从现在就有意识地保养。美国约翰·霍普金斯大学的肿瘤学教授迪帕里·夏尔马博士认为：虽然饮食可能无法治愈乳腺癌，但在预防方面有重要作用。那么，女性朋友平时该如何保养乳房呢？可以通过改善饮食来获取乳房所需的营养素。

女性朋友每天吃 2 ~ 3 个无花果，可以帮助预防乳腺癌，缓解乳腺增生引起的胀痛。无花果中含有的水解酶、脂肪酶，可以减少脂肪在血管中的堆积。但需要注意的是，无花果的含糖量比较高，不能多吃。

坚果以及种子类食物，比如核桃、芝麻、杏仁、花生等，含有大量的抗氧化剂，有预防乳腺癌的效果。另外，这些食物中富含维生素 E，而摄入丰富的维生素 E 能让乳房组织更富有弹性，对于乳房健康有益。

平时多吃一些菌类食物，也对乳房有好处。菌类食物比如银耳、黑木耳、香菇、猴头菇、茯苓等，是天然的生物反应调节剂，含有多种维生素、硒元素和氨基酸，可以增强免疫力，调节内分泌，防止乳腺增生，预防乳腺癌。

喝点蒲公英茶，也有助于保护乳房。蒲公英中的菊糖、葡萄糖成分能显著增强免疫功能，喝蒲公英茶可以提高对疾病的免疫力。不过，蒲公英是寒性食物，不宜每天饮用，每个星期喝 2 ~ 3 次即可。

在中医看来，大多数乳腺疾病是经络不通导致的。丝瓜有通经络的功效，因此，女性朋友可以适当吃一些丝瓜，能够散结通乳，预防乳腺增生，降低患乳腺癌的风险。另外，丝瓜还含有蛋白质、钙、磷、铁、维生素 B_1、维生素 C 等营养物质，对身体十分有益。

海带是大家都非常熟悉的一种食物，它营养丰富，能够刺激女性的垂体前叶，生成黄体生成素，可以调节体内雌激素的分泌及平衡。多吃海带，可以让女性保持乳腺疏通，及时将体内毒素排出，对于保护乳房健康有一定作用。

大家平时还可以多喝玫瑰花茶。玫瑰能够起到活血化瘀，调节内分泌的作用。用玫瑰泡水，每天喝一杯，对于乳房也有良好的保养效果。

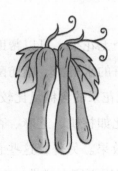

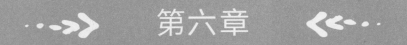

第六章

女人特殊时期的
营养方案

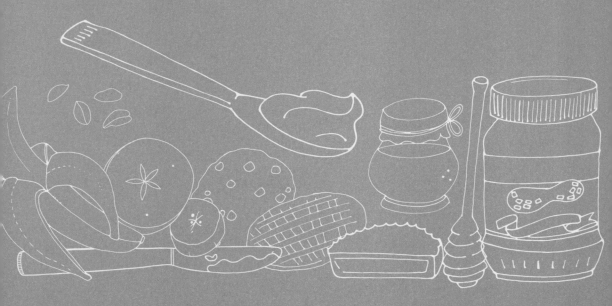

我一直都在说，女性的一生要比男性更辛苦，

因为女性要经历生理期、孕期、哺乳期等特殊时期。

这些特殊时期，如果没有好好养护，

会给身体埋下很严重的隐患。

因此，每个女性都应该重视自己经历的每一个特殊时期，

安排合理的营养方案来养护健康。

接下来的这一章，我们来介绍一下，

该如何通过饮食帮自己顺利度过这些特殊时期。

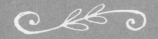

①

月经前，女人应该
怎样吃

每个女性的一生，平均要经历三四百次的月经。而每个月一次的生理期频率，让很多女性慢慢地忽视了它的重要性。事实上，月经越正常，证明女人越健康、越年轻、越有活力。如果月经越来越少，甚至接近闭经，那么对女性来说，负面影响是很大的。

月经不好，可能会出现皮肤蜡黄、松弛，斑点越来越多，经常失眠多梦，手脚冰凉等问题。这样一来，女性就会越来越显老。不过，有这些症状也不要着急，你可以通过饮食来帮助改善。女性如果在生理期前吃对食物，不仅可以让接下来的生理期更舒服，还能够气血通畅、美容养颜。

经期前，多吃富含维生素的食物，尤其是含 B 族维生素、维生素 A、维生素 C、维生素 E 的食物，可以改变烦躁的情绪。富含 B 族维生素的食物包括猪肉、香蕉、核桃、海带、动物肝脏、奶制品、鸡蛋、菠菜等，富含维生素 C 的食物包括韭菜、芹菜、西红柿、草莓等，而富含维生素 E 的食物有玉米、坚果、猕猴桃、黄豆等。

此外，富含 Ω-3 脂肪酸的食物也可以多吃。Ω-3 脂肪酸能够减少女性体内一种能刺激子宫收缩的激素的分泌，从而减轻或者避免经期腹痛。

它还能放松心情，缓解焦虑。在三文鱼、金枪鱼等深海鱼中，同样富含这种脂肪酸。

那些月经量少，还伴有血块、小腹发冷、隐痛的女性朋友，可以喝红枣枸杞子苹果姜汤来改善。什么时候喝会比较好呢？一般在月经来前一周开始喝。每天一次，连续喝五天以上，也可以根据自身月经量的情况而定，如果量少可以继续喝。由于生姜容易引起燥热，因此这款汤放在白天的两餐之间喝比较好。

对于一来月经就浑身不舒服，且面色苍白的女性朋友来说，可以在每次来月经之前，试试我给你们搭配的这款"女神汤"。材料很简单，只需要用到银耳、红枣、枸杞子、鸡蛋。将红枣、银耳、枸杞子煮成汤之后，加一个鸡蛋进去。如果还有手脚冰凉的情况，可以在煮汤的时候加点生姜。坚持喝三天，你就会感觉到浑身暖暖的。

有很多女性，会因为不正确的饮食，出现经期睡眠质量差、脸上长痘痘等问题。经期前是需要忌口的，最好不要吃过咸的食物。因为盐摄入过多，会导致人体内的盐和水储备量增加。而来月经前，人体内的孕激素会增加，容易出现水肿、头疼等问题。这时候，如果再吃太多盐，会加重水肿、头疼的情况。所以，最好在经期前几天开始忌口。

另外，月经来临前，辛辣的食物也要少吃。像花椒、丁香、胡椒等，这些刺激性很强的食物，会刺激血管扩张，可能导致月经提前、经血量增多等问题。

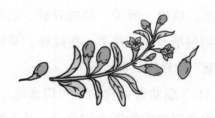

2

月经期间不舒服？
送你几个粥方

相信没有几个女性在月经期间是非常舒服的，大家不是小肚子疼，就是怕冷、嗜睡、烦躁，总之，身体会变得比较脆弱。这个时候，你就不要再天天大鱼大肉了，最好清淡一些。多喝点粥，会对月经期间的不适有缓解作用。这里给大家推荐几款适合经期喝的粥。

红豆薏米粥中的红豆具有利水、消肿、健脾胃的功效，薏米也是对脾胃有益的食物。将两种食材放在一起煮粥，能够促进体内血液和水分的新陈代谢，起到调经止痛、利尿和消水肿的作用。不过需要注意的是，体寒的女性不宜多吃薏米。

红糖小米红枣粥也非常适合在经期喝。做法很简单，将小米清洗干净，红枣去核后洗干净，切成片状，然后将所有食材一起放进压力锅或者砂锅中，加入适量水煮，等到粥煮好以后，加枸杞子、红糖，搅拌均匀就可以关火了。这道粥有安神、补血的作用。不过，红糖要少放一点，因为红糖喝多了容易导致月经量增多。

如果你有时间，还可以做黄芪鸡肉粥。先将鸡肉熬成浓汤，然后盛出浓汤，与大米和黄芪一起煮粥。这款粥虽然做起来有点麻烦，但是可以补中益气、固精填髓，非常适合经期体虚、气血双亏的女性食用。

　　来月经的时候，喝红豆百合粥也非常适合。将大米提前浸泡一下后洗干净，百合也洗干净，锅里面加入适量水，放入红豆后用大火烧开，再改成小火煮烂，然后加入大米、小米熬煮，粥煮好了再加百合，煮两分钟左右就可以吃了。这款粥有很好的消水肿、健脾的作用。

　　经期肚子疼的女性朋友，可以喝艾草枸杞子粥。艾草经常会出现在妇科用药清单中，它对于宫寒、月经不调有很好的疗效。将艾草、枸杞子、大米一起熬成粥食用，能够帮助缓解经期疼痛。由于艾草有点苦，喝的时候可以适当加入一些蜂蜜来调味。

　　月经量少的女性，在经期可以适当喝一些枸杞子当归粥。把适量枸杞子和当归清洗干净，然后和大米一起下锅熬成粥，能够补气血。

　　需要注意的是，有些女性在月经期间经常吃错。第一是阿胶，特别是阿胶糕。它并不适合所有人，因为太甜腻了，如果你的脾胃虚弱运化不了，就不要在经期吃阿胶。第二是益母草。如果你不是瘀血性的痛经，建议不要在经期吃。益母草有活血功效，可能会导致月经量增多。第三是生冷食物，比如冷饮、刺身等。最好连偏凉的食物，比如冬瓜、西瓜、哈密瓜、黄瓜等都要少吃。

　　女性在经期需要多吃的是能够温经散寒、舒缓痛经的食物。这些食物主要有羊肉、荔枝、红糖、生姜、红枣、桂圆、鱼肉、莲藕、韭菜、芹菜、山药、胡萝卜、葡萄、海带、黑木耳、香菜等。

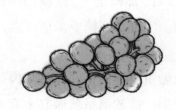

3

月经后，该如何
补充营养

女性每次来月经，会有 20 ~ 50 毫升的出血量。因此，月经之后女性的身体不会很快从虚弱中恢复过来。这就需要我们在经期后的饮食中，补充一些营养物质，来帮助身体尽快恢复正常。那么，经期过后该补充哪些营养呢？

月经期间，身体流失最多的是血。所以，经期之后首先要补充的是铁元素，以补充流失的血液。怎么才能补铁呢？你是不是首先想到了红枣和红糖？但其实这两种食物并不能很好地补铁。真正富含铁的食物，是动物肝脏、动物血、红肉、黑木耳、海带、芝麻酱、紫菜、黄豆、菠菜、苋菜等。月经结束后多吃这些食物，能够及时为身体补血。

除了需要补铁之外，蛋白质也是必须要补的。经期失去那么多血，会导致体内的蛋白质也随之流失。哪些食物富含蛋白质呢？鸡蛋、瘦肉、豆制品等都富含蛋白质。

经期之后，还要注意补充其他必需的矿物质，如钾、钙等。平时多吃新鲜的水果、蔬菜，就可以保证维生素的足量摄入。

如果你的月经量少、颜色淡，还经常痛经，那就按照下面这个方法来补充。需准备的食材有黑豆、红枣、枸杞子、当归、鸡蛋。提前一晚泡好黑豆，将鸡蛋煮熟，把食材都洗干净，放适量水，大火一起煮 10 分钟，再转成小火炖 30 分钟。每次月经结束一周之内，做这样一碗补气血的养生汤作为早餐来吃。坚持吃一段时间，不管是月经还是皮肤都会明显变好。

经期之后的饮食进补，应该以温补型的食物为主，比如党参、当归、黄芪等。在炖汤的时候，可以适量加入一些温补的食物，能够达到补气血的效果。

很多人都想着月经结束后吃点好的补一补，这种想法没错，但并不意味着你能胡吃海喝。由于身体还处于比较虚弱的状态，所以有些东西还是不能吃。比如，偏硬的食物会伤胃，辛辣的食物会导致下次经期出现痛经，生冷的食物会伤脾胃。

经期保养得好，变美、抗老就能事半功倍。所以，不管你现在是处于月经前、月经中，还是刚结束月经，马上行动起来，调整一下自己的饮食方案吧。

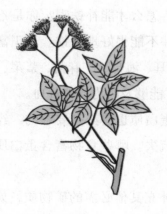

4

长胎不长肉的
饮食方案

所有爱美的女性，都不希望自己的身材变得臃肿，哪怕是在怀孕期间。你可能发现那些女明星们，从公布怀孕到生产，只看见人家长肚子，身体的其他地方一点都没有变胖。这就是传说中的"长胎不长肉"。

在我的社交平台上，总会有很多女性问我"长胎不长肉的饮食方法"。真的有这种饮食方法吗？当然有，而且并不难。我今天就来和大家聊一聊，在孕期应该怎么吃可以只长胎儿，而不增加自身的脂肪。

孕期是一个非常特殊的时期，不管是身体状态，还是饮食习惯，都会发生很大变化。由于怕胎儿发育不好，很多孕妈妈会进食各种各样的补品，美其名曰"一张嘴供两个人的营养"。这会导致孕妈妈体重激增，甚至出现孕后期产检不达标，出现妊娠糖尿病等。因此，孕期的饮食需要科学规划。

整个孕期分为孕早期、孕中期、孕晚期，在这三个不同阶段，补充的营养侧重点也有所不同。

孕早期是指怀孕的前 12 周。这时候，宝宝的发育比较缓慢，还不需要身体供给太多能量。因此，孕妈妈不需要额外摄入过多热量。这一时期需要补充叶酸，预防流产、胎儿畸形等问题。此外，大部分孕妈妈在这一时期会出现孕吐，对于有轻微孕吐的孕妈妈来说，饮食清淡即可改善。而孕吐严重，无法正常进食的孕妈妈，需要及时去医院，以免造成营养不良。

怀孕的第 13 周至 27 周末，是孕中期。这一时间段，由于宝宝的各个器官在发育，需要孕妈妈额外摄入蛋白质、铁、钙等营养物质。此时如果不注意饮食，孕妈妈的体重会往上涨，因此要特别注意饮食的营养均衡。

第一，减少食用碳水化合物。主食可以搭配一些粗粮，比如糙米、燕麦、荞麦等。第二，要注意补钙。可以通过牛奶、虾皮、芝麻、豆腐等食物获取钙。第三，两餐之间适当吃一些水果、坚果来补充能量。第四，多吃蔬菜。蔬菜热量低且营养高，不仅可以给身体提供营养，还不会长肉。这一时期，孕妈妈每天需要吃不少于 0.5 千克的蔬菜。

到了 28 周，就进入孕晚期了。由于胎儿开始迅速长肉，孕妈妈的身体开始变得笨重。胎儿开始对孕妈妈的身体器官产生压迫，孕妈妈可能会出现吃不多、便秘等情况。这时候就需要少吃多餐，并且多吃一些富含膳食纤维的食物，比如新鲜蔬菜、水果、谷物类等。另外，还要注意补铁。胎儿的红细胞生成需要铁元素，这就要求孕妈妈补充比平时多双倍的铁元素，可以从猪肝、菠菜、红肉等食物中摄取，必要的时候服用铁剂来帮助补充。

此外，没有产科并发症的孕妇，在孕期都可以适当进行散步、瑜伽、健身操、爬楼梯等运动。适量运动可以帮助消耗体内多余的能量，还有利于顺利生产。

5

哺乳期可以吃的 "催奶" 好物

近些年来，提倡母乳喂养的呼声越来越高。对于女性来说，母乳喂养不仅能够加快产后子宫的恢复，还可以降低女性患乳腺癌的风险。母乳也是最适合宝宝的食物，母乳喂养更有利于宝宝的健康成长。但是，很多新手妈妈会面临一个让人头疼的问题——奶水不足。

对于"催奶"这件事，应该有不少女性朋友"踩过坑"。月子里，家人可能不停地让你喝鸡汤、猪蹄汤、鸽子汤这些食物。从营养学的角度来讲，我并不建议女性分娩后喝太多鸡汤、猪蹄汤等食物，因为这些汤中有大量脂肪，喝了之后，奶水不一定会变多，但身上的肉一定会增加。

那么，哺乳期应该吃什么？又有哪些食物，可以促进母乳的分泌呢？

我们首先要知道，乳房泌乳需要一个过程。在宝宝出生的前几天，没有奶水属于正常现象。这个时候多让宝宝吮吸乳房，刺激乳房分泌乳汁。宝妈一定记得多喝水，因为母乳的大部分成分是水。这时候的饮食应该以粥为主，因为易消化，水分含量足，可以促使初乳分泌。

如果奶水一直下不来，不能满足宝宝的需要，这时候也一定不要着急，因为你的心情会直接影响母乳的分泌。可以在饮食中加入下面这几种食物，来促进乳汁分泌。

丝瓜是很好的"催奶"食物。丝瓜可以治疗乳汁不通，中医认为用丝瓜络煮汤，能够治疗乳腺炎以及哺乳期的乳房肿块问题。我们可以通过吃丝瓜来帮助催奶，将丝瓜和鸡蛋做成丝瓜鸡蛋汤来喝，不仅营养丰富，还清淡爽口。不过，由于丝瓜性寒，体质虚寒的女性不建议多吃。

莴笋中富含钾，有利于体内水电解质的平衡，还能促进排尿和乳汁分泌。将莴笋与猪蹄一起食用，催乳效果会更好。

茭白是南方常见的一种食物，它富含维生素 C、B 族维生素、蛋白质以及碳水化合物，对产妇的身体恢复十分有益，并且有很好的催乳作用。

花生中富含卵磷脂，这种物质对女性的乳腺发育有益。另外，花生中还富含蛋白质、脂肪、维生素及矿物质，对产后虚弱的女性有很好的滋补作用。特别是需要母乳喂养的女性，适量吃一些花生，能够帮助通乳，但不建议将花生油炸或者炒了吃。

豆腐有"素食之王"的美誉。它富含优质蛋白、铁、钙、磷、镁等多种营养物质，能够补血气，促进乳汁分泌，适合产后虚弱的女性食用。可以将豆腐和鲫鱼一起炖汤食用。

不过，需要提醒大家的是，在喝一些含有脂肪的汤水时，不要喝漂浮在上面的油脂，可以喝下面的清汤。因为表面的油脂只会长肉，不会帮你催奶。

6

不想老得太快，如何
延缓更年期

提到更年期，大多数女性会感到害怕。因为进入更年期，就会加速衰老的过程。女性不仅要面对身体的不适，还要面对容貌的快速衰老。所以，很多女性会想办法让自己步入更年期的脚步变慢。有没有什么办法可以帮助延缓更年期呢？从营养学角度来讲，调整饮食结构，就可以放慢进入更年期的速度。

想要延缓更年期的进程，首先要知道更年期来临的征兆。临近更年期的时候，身体可能会出现以下这几个信号：

1.月经紊乱，有些人表现为月经周期越来越短，而有些人表现为经血淋漓不尽。

2.暴躁易怒，情绪不稳定，焦虑。

3.记忆力下降，注意力不集中。

导致这些症状的原因，是体内雌激素水平下降。另外，还会经常面部潮红、出汗多、关节痛，这是因为钙流失过多导致的。还有睡眠质量差，甚至出现失眠的问题。

以上这些症状，都是女性更年期的前兆。这时候如果能摄入正确的营养物质，可以延缓更年期的到来，或者是让女性比较轻松地度过这一时期。那么，该如何合理安排饮食呢？

第一，多吃新鲜的蔬菜和水果。新鲜的蔬菜和水果中富含维生素C，这种营养素能够帮助对抗体内的自由基，从而延缓更年期的到来。另外，新鲜的蔬菜和水果富含纤维素，能够促进肠胃的蠕动，加快胆固醇的代谢。

第二，多补钙。女性30岁之后，钙流失就非常严重，而临近更年期的女性更容易骨折。因此，想要延缓更年期，平时一定要多吃高钙食物，比如牛奶、酸奶、豆制品、海带等。如果日常饮食无法摄入足量的钙，还可以口服钙片来补充。

第三，补充维生素D。身体吸收钙，离不开维生素D。蘑菇、虾、草莓、樱桃、芥蓝、菜花、红椒、黄椒等食物都含有维生素D。每天多晒太阳，也可以增加维生素D。还可以通过口服维生素D补充剂来补充。

第四，补雌激素。日常生活中可以吃葛根粉、黑豆、黄豆、黑芝麻、花生、无花果干、奇亚籽、亚麻籽等富含植物雌激素的食物。体内的雌激素增加，可以改善内分泌，对于女性延迟更年期的到来有很大帮助。而且，雌激素还可以增加女性的"女人味"，更显年轻。

第五，适当补充一些天然维生素E。维生素E可以缓解更年期出现的潮热问题。不仅如此，它还可以防止皮下脂肪氧化，增强组织细胞的活力，让我们的皮肤更加光滑，有弹性。常见的富含维生素E的食物有猕猴桃、坚果、玉米油、莴笋、杏仁、小麦胚芽等。

第六，想要减缓衰老的速度，还要注意少吃高盐、高油食物，比如咸鸭蛋、咸菜、火腿肠等。饮食应以低盐、低脂、低糖的食物为主，不要摄入过多热量，以免造成脂肪堆积，影响身体健康。

7

更年期一到，营养方案
就要调整

更年期真的很可怕吗？对于女性来说，这确实是比较特殊的一个时期。前面我们讲过，食物可以帮助延缓更年期的到来，但是无法避免。既然无法避免，那我们应该尽可能让自己舒服地度过。

女性的更年期一般出现在 40 ~ 55 岁，平均年龄是 49 岁。进入更年期之后，在面临闭经的同时，身体也会出现诸多不适。这个阶段的女性，由于体内的激素水平波动以及卵巢功能衰退的影响，可能会经常感到潮热、入睡困难、睡眠质量差，并且情绪波动大、心烦、控制不了自己的脾气，这些其实都是更年期综合征的表现。

想要舒服地度过这一时期，依然可以从饮食上来改善。进入更年期之后，最好多吃下面这些食物。

对于出现腰酸、头晕、盗汗、烦躁等问题的女性来说，经常吃些新鲜的桑葚，可以减轻这些不适感。

处于更年期的女性，很容易出现烦躁、焦虑、易怒等负面情绪。这时候，可以多吃一些莲子。莲子有养心气的作用，用莲子、百合、粳米一起煮粥喝，有养心益肾、清心安神的作用，能帮助改善更年期女性情绪多变、失眠等症状。

119

　　坚果类的食物营养成分比较丰富，富含不饱和脂肪酸、维生素E、钙、磷、锌、铁等营养物质。这些营养物质能够帮助改善更年期潮热、多汗的问题。不过坚果每天不宜多吃，混合在一起，每天吃一小把就可以。

　　豆制品对于女性十分友好，前面我们说过它可以帮助延缓更年期的到来。事实上，它的好处不止于此。女性进入更年期之后，吃豆制品依然非常有益。不管是豆浆还是豆腐，都能够调节体内雌激素的水平，减少由雌激素水平较低引起的不适感。

　　阿胶也是更年期女性适合吃的食物，它能够滋阴养血，绝经前后都适合吃。

　　进入更年期之后，身体的代谢会变慢，不管是糖代谢还是脂肪代谢，都会变慢。因此，更年期女性应该少吃高糖和高脂肪食物。这一时期的饮食要以清淡为主，多吃鱼类以及富含蛋白质、钙和维生素的食物。三餐的烹饪最好使用植物油，比如菜籽油等，这类油脂不仅能够提供不饱和脂肪酸，还可以加快胆固醇的代谢。

　　女性进入更年期之后很辛苦，不仅皮肤差、精神差，身体健康也会出现问题，可谓是浑身上下没有舒服的地方。除了从饮食上改善之外，还可以去户外运动，比如跳广场舞、做瑜伽，丰富生活的同时也能放松一下心情。

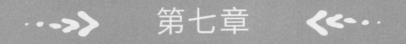

第七章

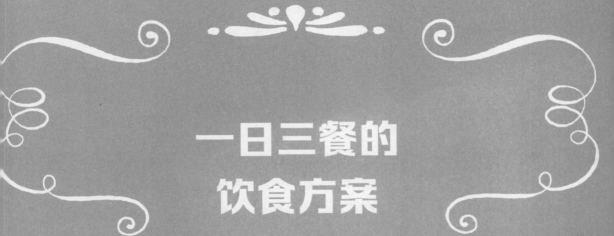

一日三餐的
饮食方案

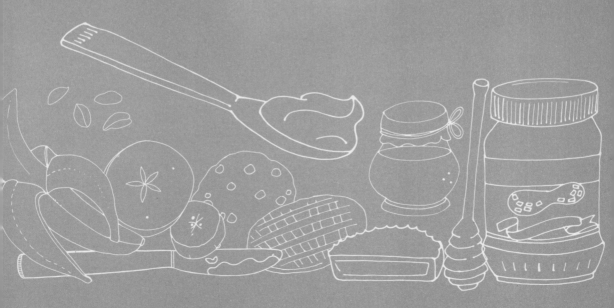

我们身体所需的很多营养素是无法自行合成的，

需要通过食物来获取。

因此，一日三餐对每个人来说都很重要。

每天的三餐安排，对身体健康有直接影响。

因此，想要拥有健康的体魄，就需要认真对待每天的饮食，

根据自身的情况制作对应的饮食方案。

这一章，我们针对具体问题，

为大家制作了一些有针对性的食谱。

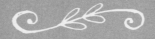

①

留住胶原蛋白的
饮食方案

　　胶原蛋白是皮肤重要的结缔组织蛋白，女性想要拥有少女肌，增强皮肤弹性，胶原蛋白是必不可少的营养素。但是到了 25 岁，身体里面的胶原蛋白就会加快流失，导致皮肤松弛。想要改善皮肤问题，只靠护肤品是远远不够的。只有通过饮食，从根本上解决问题，才能让你的皮肤真正成为少女肌。想要做到这一点，离不开下面这些食物。

　　青椒、西蓝花、西红柿、草莓、猕猴桃等食物中富含维生素 C，它是合成胶原蛋白，以及促进食物中胶原蛋白转变为皮肤胶原蛋白的营养物质。因此，维生素 C 是留住胶原蛋白必不可少的营养素。

　　还有一类食物本身就含有胶原蛋白，比如鱼胶。但是这些胶原蛋白需要在维生素 A 的帮助下，才能变成我们皮肤的胶原蛋白。所以在吃含胶原蛋白的食物时，搭配吃一些含维生素 A 的食物，比如动物肝脏。

　　牛奶、瘦牛肉、鱼、鸡蛋、大豆等食物也应该多吃。这些食物中富含优质蛋白质，蛋白质是合成胶原蛋白的另一种原材料。

　　身体合成胶原蛋白之后，如果无法在皮肤停留，是没有意义的。这时候就需要富含抗氧化剂的食物，来"锁住"皮肤中的胶原蛋白。因此可以

123

多吃草莓、全谷物、胡萝卜等食物。

下面我给女性朋友们推荐几种菜谱，根据个人喜好，三餐可以随意搭配。

早餐

杏仁薏仁糊 ········ 五谷豆浆 ········ 杂粮粥

全麦面包片 ········ 水煮鸡蛋 ········ 鸡肉三明治

午餐

甜椒炒牛肉 ········ 西红柿菜花炒肉丝 + 苦瓜炒蛋 + 萝卜鱼腩煲

主食

米饭 ········ 杂粮面

晚餐

西蓝花烧海参 ········ 苦瓜酿肉 + 猪肝炒菠菜 + 大白菜木耳鸡蛋汤 ········ 藜麦炖鱼胶

主食

糙米饭 ········ 杂粮饭

加餐

草莓 ········ 葡萄 ········ 狝猴桃

杏仁薏仁糊

食材

杏仁粉 5 克 | 薏仁粉 10 克

做法

用少许的凉开水把它们化开，再加开水冲泡。

藜麦炖鱼胶

食材

鱼胶、藜麦、红枣、黄酒、冰糖各适量

做法

①将鱼胶用水，加黄酒泡数小时，藜麦提前浸泡 1 小时；

②把鱼胶、藜麦、红枣洗干净，放炖盅里炖 2 小时左右，加适量冰糖即可。

甜椒炒牛肉

食材

新鲜的瘦牛肉 500 克 | 甜椒 1 个 | 葱 1 根 | 姜、大蒜、料酒、盐、植物油各适量

做法

①将甜椒洗干净，切块，大蒜切片，葱切段；

②把牛肉切片，用料酒腌 15 分钟；

③热锅后放油，然后下蒜片和葱段炒香，牛肉炒八成熟，盛出待用；

④锅中下甜椒块稍炒一会，在快熟之前下牛肉片，然后放盐调味，翻炒均匀即可。

苦瓜酿肉

食材

苦瓜 1 根 | 瘦肉末 500 克 | 盐、鸡精、麻油、枸杞子各适量

做法

①将苦瓜切段，肉末加盐、鸡精调匀；

②用小勺将肉末放进苦瓜段里面，蒸锅水烧开，放入苦瓜蒸 10 分钟；

③出锅放枸杞子，淋麻油即可。

西蓝花烧海参

食材

西蓝花400克 | 海参500克 | 胡萝卜1根 | 香菇、蚝油、白糖、生粉、
植物油、葱花各适量

做法

①把西蓝花焯水，然后把海参、胡萝卜、香菇切碎；

②热锅后放油，加葱花爆香，分别加入胡萝卜、香菇、西蓝花，
翻炒几下；

③加海参、蚝油、少许白糖调味；

④加生粉勾芡，收汁上盘。

苦瓜炒蛋

食材

苦瓜1根 | 鸡蛋3个 | 盐、植物油各适量

做法

①将苦瓜去瓤，切薄片，加少许盐揉擦，腌15分钟，然后放沸
水中略焯一下；

②鸡蛋打入碗中搅打均匀，加少许盐；

③锅中放油，倒入鸡蛋液，蛋液凝固翻炒几下盛出；

④锅中下苦瓜炒至八成熟，然后倒入鸡蛋，翻炒均匀即可出锅。

大白菜木耳鸡蛋汤

食材

木耳 300 克 | 大白菜 500 克 | 鸡蛋 3 个 | 盐、胡椒粉、植物油各适量

做法

①将木耳提前泡发，撕成小朵备用；

②大白菜洗净后切成 5 厘米长的小段，鸡蛋打碗里搅匀；

③炒锅倒油烧热，下蛋液煎熟，并用铲子打成小块；

④倒入一大碗水煮沸，并放入木耳同煮 10 分钟；

⑤放入白菜段煮熟，起锅前放胡椒粉、盐调味。

西红柿菜花炒肉丝

食材

菜花 1 个 | 西红柿 2 个 | 瘦猪肉 500 克 | 蒜末、姜末、盐、酱油、
植物油各适量

做法

①将菜花和西红柿洗好，瘦猪肉切片；

②菜花掰成小朵，西红柿切小块；

③锅里放油，放入蒜末和姜末炝锅，然后倒入切好的肉片，再放入
酱油调色；

④倒入菜花和西红柿，加盐调味，翻炒至熟出锅即可。

129

萝卜鱼腩煲

食材

鱼腩 1 块 | 白萝卜 1 根 | 腐乳 2 块 | 葱末、姜末、植物油、盐、
胡椒粉、生抽、料酒、生粉各适量

做法

①将鱼腩切成块，用胡椒粉、盐、料酒、姜末、葱末腌制 10 分钟；

②白萝卜切成滚刀块；

③取 1 只碗放入腐乳、胡椒粉、生抽、盐调成汁；

④另取 1 只碗放生粉和水调成糊；

⑤炒锅中放油，油热加入鱼腩块炸至变白变硬，捞起沥干油待用；

⑥炒锅中放底油，炒香葱末，放入切好的萝卜、调汁翻炒，炖煮
至变软入味；

⑦将炖好的萝卜装到煲里，上面摆上炸好的鱼腩，加盖煮 10 分钟，
撒上葱末即可。

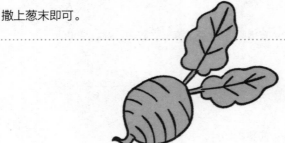

猪肝炒菠菜

食材

猪肝 1 块 | 菠菜 1 把 | 葱末、姜末、淀粉、盐、植物油各适量

做法

①猪肝泡水 30 分钟后捞出切片，再加入淀粉、葱末、姜末腌 5 分钟；

②菠菜洗净，切段；

③锅中放油，加入猪肝，大火炒至猪肝变色，盛出；

④热油锅，倒入菠菜略炒一下，猪肝回锅，并加入盐拌匀即可。

Tips

动物肝脏，每周吃 1～2 次即可。

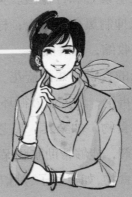

② 美白淡斑的饮食方案

俗话说"一白遮百丑"，相信每个女性都想要拥有白皙、细腻、干净、透亮的皮肤，那就需要解决皮肤暗沉、斑点以及长痘痘的问题。如果皮肤上的这些问题得到改善，整个人看上去至少能年轻十岁。想要美白，可以多吃下面这些食物。

橙黄色的食物，比如南瓜、柠檬、橙子、菠萝等，这类食物富含类胡萝卜素、维生素 C 和柠檬酸。类胡萝卜素能预防皮肤老化和色素沉淀；维生素 C 可以抑制黑色素产生；柠檬酸有利于皮肤角质层的更新和黑色素脱落，使毛孔收缩，溶解黑头。

深绿色的食物，如西蓝花、黄瓜、丝瓜、猕猴桃，它们富含叶绿素，可以让细胞再生，促进血液循环。

黑色的食物，如桑葚、黑芝麻、黑豆、蓝莓、葡萄等，含有花青素这种强抗氧化剂，能够帮助肌肤保持年轻态。

红色的食物，如覆盆子、辣椒、西红柿、草莓、樱桃等，它们富含番茄红素、维生素 C，美白效果显著。

　　另外，牛奶和薏米也是美白淡斑的好物。牛奶中富含维生素、钙、铁、磷等营养物质，能够滋润肌肤、预防皱纹以及美白。而薏米能够防止晒黑，并改善肌肤干燥状况。

　　能美白淡斑的食谱多以粥、羹和果汁为主，所以下面推荐给大家的食谱，可以结合其他家常菜一起食用。

早餐

牛奶核桃糊 ········ 牛奶薏米羹 ········ 丑耳薏米牛奶羹

西红柿胡萝卜汁 ········ 牛奶抹茶饮 ········ 全麦面包 ········ 水果沙拉

午餐　　　　　　　　　主食

蒜蓉丝瓜 ········ 黑木耳红枣汤 ········ 薏米红枣粥 ········ 米饭

晚餐

清炒黑木耳 ········ 蔬菜沙拉 ········ 黄芪当归鸡肉汤

主食

红豆雪糯米牛奶粥 ········ 糙米饭

宵夜

容颜三宝米酒煮鸡蛋汤

饮品

党参枸杞子红枣茶 ········ 草莓柠檬汁 ········ 黄瓜橙子汁

黄瓜橙子汁

食材

黄瓜 1 根 | 橙子 1 个 | 蜂蜜适量 | 饮用水 100 ～ 200 毫升

做法

　　黄瓜切片，橙子去皮后剥开，和蜂蜜、饮用水一起放进破壁机中，按下果汁键打成果汁。

草莓柠檬汁

食材

草莓 8 个 | 新鲜柠檬 2 大片 | 饮用水 100 ～ 200 毫升

做法

　　将草莓洗净，去蒂，切成小块，然后把两种水果和饮用水一起放入榨汁机，榨成汁即可饮用。

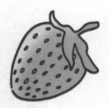

西红柿胡萝卜汁

食材

胡萝卜半根 | 西红柿 1 个 | 饮用水 100 ~ 200 毫升

做法

将胡萝卜、西红柿切成丁，放入破壁机中，加水，按果汁键榨汁即可。

牛奶核桃糊

食材

核桃 100 克 | 黑芝麻粉 2 勺 | 牛奶 250 毫升

做法

将核桃、黑芝麻粉冲入煮沸的牛奶中，放凉即可饮用。

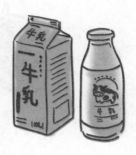

黑木耳红枣汤

食材

干黑木耳 20～30 克 | 去核红枣 10 枚

做法

①将黑木耳提前泡 30 分钟，然后洗干净；

②红枣切成小片；

③把黑木耳和红枣放进炖锅里，炖 40 分钟左右即可。

容颜三宝米酒煮鸡蛋汤

食材

红枣、枸杞子、桂圆肉、米酒、鸡蛋各适量

做法

　　将红枣、枸杞子、桂圆肉洗干净之后，放入锅中加水煮 10 分钟，然后将鸡蛋打散倒入其中，1 分钟之后加米酒，煮开之后盛出即可食用。

牛奶抹茶饮

食材

牛奶 200 毫升 | 抹茶粉 2 勺 | 蜂蜜适量

做法

抹茶粉先用少许温开水化开，牛奶加热之后倒入抹茶粉杯里，充分搅拌，加适量蜂蜜就可以。

黄芪当归鸡肉汤

食材

鸡块 100 克 | 当归 10 克 | 黄芪 12 克 | 枸杞子 5 克 | 姜片 6 克 | 黄酒、盐各适量

做法

①鸡块、当归、黄芪、枸杞子洗净，放入炖盅，再加入姜片、黄酒，加满水；

②高压锅里放一个蒸架，加水刚好没过蒸架，把炖盅放上去，加阀，大火烧至冒气，转最小火炖 40 分钟，等汽下去，取出加入盐即可。

党参枸杞子红枣茶

食材

党参、枸杞子、红枣、饮用水各适量

做法

将党参、枸杞子、红枣洗干净，然后放入养生壶中，加适量饮用水，选择养生汤功能，煮好之后即可饮用。

丑耳薏米牛奶羹

食材

丑耳 1 朵 | 薏米 20 克 | 牛奶 200 毫升

做法

丑耳提前泡发，薏米洗干净，一起放入炖锅，加适量水大火烧开，转小火慢炖 40 分钟，然后加入牛奶。

蒜蓉丝瓜

食材

丝瓜2根 | 大蒜1头 | 盐、鸡精、葱花、植物油各适量

做法

①丝瓜去皮、洗净、切片；

②大蒜去皮、洗净，剁成蒜蓉；

③炒锅烧热放油，放入葱花炝锅，倒入丝瓜片翻炒，用盐、鸡精调味；

④加入蒜蓉，炒熟即可。

红豆雪糯米牛奶粥

食材

红豆、雪糯米、牛奶各适量

做法

　　红豆、血糯米需要提前一晚泡好，锅中加水，大火烧开煮10分钟，再转小火煮40分钟，出锅加入牛奶搅拌即可。

薏米红枣粥

食材

薏米、糯米、红枣、玉米、枸杞子、冰糖各适量

做法

　　将洗好的薏米、糯米、玉米、红枣一起放入锅中，煮熟了再放枸杞子和冰糖。

清炒黑木耳

食材

干黑木耳 500 克 | 盐、醋、酱油、植物油、葱末、姜末各适量

做法

①黑木耳提前两小时泡发；

②把黑木耳洗干净；

③热锅后，加入植物油，放入葱末、姜末，倒入黑木耳，加点水，用大火炒，快出锅时放入酱油、醋、盐调味即可。

Tips

1. 米酒鸡蛋汤在晚上九时左右吃效果更好，这时候正是三焦经当令之时，而三焦经通则百病不生。

2. 橙色系果蔬，大多数具有感光性，因此建议晚上食用。

3. 木耳泡发的时间不能超过八小时。

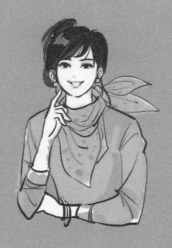

③

高效补钙的
饮食方案

一提到补钙，很多人都会想到骨头汤。骨头虽然含钙量比较高，但是很难煮到汤里去，就算你把骨头嚼烂了吃下去，也吸收不了多少钙。

想补钙的女性平时可以选择牛奶、酸奶、奶酪，这些食物的含钙量很高，而且还含有酪蛋白磷酸肽这种能促进钙吸收的因子。

绿叶蔬菜如芥蓝、荠菜、韭菜、莜麦菜、西蓝花等含钙量都不低，也可以多吃一些。

豆制品比如豆腐等，这类食物中也富含钙和镁。

坚果类食物，特别是松子、榛子、夏威夷果、杏仁等也是钙的良好来源。每天吃一小把，可以帮助补钙。

海带、紫菜这些海产品的含钙量也很高，可以促进骨骼的生长。

虾皮的含钙量丰富，且蛋白质含量是鱼、蛋、奶的数倍到数十倍，还含有丰富的钾、碘、镁、磷等矿物质及维生素 A 等成分，对身体十分有益。

根据上述这些高钙的食物，我给大家搭配了高效补钙的食谱，大家可以根据自己的喜好挑选。

143

早餐

黑豆豆浆 ……… 五谷豆浆 ……… 牛奶 + 全麦面包片

煮鸡蛋 ……… 荠菜馄饨

午餐

虾皮蒸蛋羹 ……… 虾仁西蓝花 + 青红椒炒海带丝

蒜蓉苦麦菜 ……… 清炒芥蓝 + 豆腐汤

主食

米饭 ……… 杂粮饭

晚餐

芝麻酱拌菠菜 ……… 雪里蕻炒豆腐 + 韭菜炒蛋 ……… 豆腐炖鱼 + 紫菜腐竹汤

主食

米饭 ……… 杂粮饭

宵夜

酸奶 + 坚果

荠菜馄饨

食材

荠菜 100 克 | 猪肉馅 300 克 | 馄饨皮 400 克 | 鸡蛋 5 个 | 虾皮、葱段、紫菜、生抽、料酒、麻油、盐各适量

①将荠菜去根、黄叶，洗净，焯水后切碎；

②荠菜碎拌入猪肉馅，打入鸡蛋，加少量料酒、盐调味；

③用馄饨皮包馄饨；

④备馄饨汤：在碗中加入适量虾皮、紫菜、葱段、生抽、麻油；

⑤锅中加水烧开，下入馄饨，煮熟后装入准备好的馄饨汤中即可。

清炒芥蓝

食材

芥蓝 1000 克 | 大蒜 1 头 | 盐、植物油各适量

做法

①芥蓝放到水中焯一下；

②大蒜去皮，洗净，切片；

③锅内放油，烧热，爆香蒜片，放入芥蓝用大火快炒，出锅前加适量盐即可。

豆腐炖鱼

食材

鲤鱼 1 条 | 豆腐 1 块 | 香葱 1 根 | 大蒜、酱油、盐、料酒、植物油各适量

做法

①鲤鱼宰杀后洗净，豆腐切小块，香葱和大蒜切碎；

②锅中放底油，把鲤鱼放锅里小火煎，待鱼的两面微黄时，加入蒜末；

③加料酒、酱油，以及 2 小碗水；

④把豆腐块均匀放入汤中，加入适量盐和香葱碎，小火炖大约15 分钟，让鱼和豆腐充分入味，然后大火收汁。

蒜蓉莜麦菜

食材

莜麦菜 500 克 | 植物油、盐各适量 | 大蒜 1 头 | 花椒少许

做法

①莜麦菜择洗干净，切成 7 厘米长的段；

②将大蒜剁成蒜末，锅内放油，爆香花椒后捞出，放入一些蒜末炸香；

③下莜麦菜，快速翻炒几下；

④炒到莜麦菜断生，将剩余的蒜末全部加入，再加入适量盐即可。

虾仁西蓝花

食材

虾仁 500 克 | 西蓝花 1 个 | 胡萝卜 1 根 | 姜末、蒜末少许 | 料酒、盐、生抽、白胡椒粉、植物油各适量

做法

①西蓝花撕小朵，胡萝卜切菱形块；

②锅中加水，水开后滴几滴油，加少许盐，焯一分钟捞出来；

③虾仁切丁；

④爆香姜末、蒜末，放入虾仁翻炒；

⑤放入西蓝花、胡萝卜翻炒，加盐、白胡椒粉、生抽、料酒，翻炒均匀即可出锅。

虾皮蒸蛋羹

食材

鸡蛋 1 个 | 虾皮 1 小把 | 盐少许 | 生抽、料酒、白胡椒粉各适量

做法

①鸡蛋打散，加料酒或者白胡椒粉去腥；

②加入水和盐，搅拌均匀；

③取滤网，将水蛋液过滤，网上残留的部分不要；

④锅中烧开水，将虾皮撒在蛋水溶液的表面，在装蛋液的碗上蒙一层保鲜膜，上蒸锅蒸 10 ～ 15 分钟即可。食用前，淋一点生抽提味。

豆腐汤

食材

嫩豆腐 1 块 | 盐、鸡精、麻油各适量

做法

①嫩豆腐切厚片，起汤锅，放 1 大碗水；

②倒入豆腐，加适量盐，大火烧开后，继续煮 5 分钟，然后加鸡精，淋上麻油出锅。

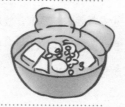

芝麻酱拌菠菜

食材

菠菜 500 克 | 芝麻酱、盐各适量

做法

①菠菜洗净，去老叶，保留根部；

②芝麻酱加少许热水稀释；

③锅中加入适量水烧开，加入盐；

④放入菠菜，断生后捞出菠菜，加入芝麻酱和盐拌匀即可食用。

紫菜腐竹汤

食材

紫菜 500 克 | 腐竹 400 克 | 姜片、盐、白胡椒粉、植物油各适量

做法

①腐竹提前用水泡开，洗净；

②锅里加一点油，烧热后放姜片，加入腐竹炒十几秒，加水烧开；

③加入盐、紫菜搅匀关火，再撒入白胡椒粉即可。

青红椒炒海带丝

食材

海带丝 500 克 | 青椒 1 个 | 红椒 2 个 | 大蒜 1 头 | 植物油、盐、

鸡精各适量

做法

①青椒和红椒切成丝，大蒜切末；

②锅内倒油烧热，下蒜末炒香；

③下海带丝翻炒片刻，加水盖上锅盖煮三分钟；

④水干后加盐翻炒均匀，加入青椒丝和红椒丝炒至断生，然后加鸡

精调味即可。

雪里蕻炒豆腐

食材

雪里蕻 1 把 | 豆腐 1 块 | 黄豆 100 克 | 葱末 10 克 | 姜末 5 克 | 羊肉 500 克 | 酱油、植物油、香油各适量

做法

①雪里蕻提前用凉水泡出咸味，洗净，切碎，豆腐切块，黄豆提前煮熟，羊肉切片；

②锅中放少许植物油，油热爆香葱末和姜末，放入羊肉爆炒断生；

③加入少许酱油炒匀，再下入雪里蕻碎；

④翻炒一下，下入豆腐和黄豆，炒匀；

⑤汤汁变少，滴几滴香油即可关火。

韭菜炒蛋

食材

韭菜 200 克 | 鸡蛋 3 个 | 虾皮、植物油、盐各适量

做法

①将韭菜清洗干净后切成小段；

②鸡蛋打入碗内，用筷子打散，虾皮清洗干净，晾干备用；

③起油锅，倒入鸡蛋炒熟，鸡蛋不要太老，盛出备用；

④锅内再倒入一些油，大火烧热，将洗干净的虾皮倒入炒香；

⑤倒入切好的韭菜，翻炒至韭菜五成熟的时候，加入炒好的鸡蛋、以及适量盐，翻炒均匀即可。

Tips

1. 补钙的同时，不宜食用富含磷酸盐的食物，如菠菜，否则会影响钙的吸收。

2. 补钙要适量，过量对身体无益。

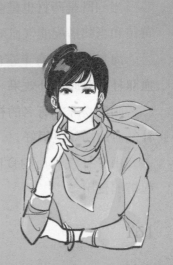

④

补气养血的
饮食方案

红色的食物通常富含蛋白质、维生素、矿物质等，能够温补气血，滋补身体。补充气血时，可以多吃红肉、红枣、花生、红豆、枸杞子等。

桑葚富含铁，在水果中有"补血果"的称号。

中医认为乌鸡可以养阴退虚热，乌鸡汤甘温，补虚损养阴血，大补气血，适合阳虚、气血两亏者。

桂圆含有非常丰富的铁质、维生素 A、B 族维生素等营养物质，能够帮助调理脾虚、补气养血，还能改善失眠、健忘、惊悸、眩晕等问题。

当归既是药材也是食材，能活血也能补血。黄芪是中医常用的补气食物，黄芪和当归搭配能气血双补。

海参里面含有丰富的营养物质，作用跟人参很像，具有阴阳双补、气血双补的双向滋补效果。

阿胶是非常有名的补血好物，对血红蛋白和红细胞的增长有积极作用，补气血的功效也很好。

由于补气养血的食谱多以汤、粥为主，因此大家可以与其他家常菜一起搭配食用。

早餐

红枣桂圆枸杞子煮鸡蛋 ┄┄┄ 红豆葛根羹 ┄┄┄ 黑豆血糯米粥

红枣燕麦粥 ┄┄┄ 煮鸡蛋 ┄┄┄ 全麦面包片

午餐

木耳炒牛肉 ┄┄┄ 红枣桂圆银耳汤 ┄┄┄ 乌鸡汤

主食

红糖馒头 ┄┄┄ 杂粮饭

晚餐

红焖羊肉 ┄┄┄ 葱爆海参 ┄┄┄ 五红汤 ┄┄┄ 韭菜猪肝汤

主食

米饭

饮品

党参红枣枸杞子茶

黑豆血糯米粥

食材

黑豆 30 克 | 血糯米 50 克

做法

①将黑豆、血糯米分别洗净；

②砂锅加水置火上，放入黑豆、血糯米，用大火烧沸后，改用小火煮至烂熟即可。

糯米藕

食材

九孔藕 2 节 | 糯米、红糖各适量

做法

①2 节藕削外皮，将两端用刀削干净；

②糯米提前 4 小时泡发；

③在藕的一端约 3 厘米的地方切一刀；

④将泡好的糯米塞进藕孔里，藕孔都填满糯米；

⑤红糖用热水冲化并倒入高压锅，放入藕，水没过藕；

⑥盖上高压锅盖，大火加热，上汽后煮 15 分钟，关火后自然泄压；

⑦打开盖子后，汤会很多，打开盖子大火加热，不时用勺子将糖水浇在藕身上，放凉即可食用。

红枣桂圆银耳汤

食材

红枣、桂圆肉、银耳、红糖各适量

做法

①红枣去核，银耳提前泡发；

②将红枣、桂圆肉、银耳一起放入锅中，加入清水，用大火烧开，改小火煮 30 分钟，最后加入红糖搅拌均匀即可。

韭菜猪肝汤

食材

韭菜 500 克 | 猪肝 1000 克 | 植物油、盐各适量

做法

①将韭菜洗净，然后切成段，猪肝洗干净之后切片；

②将猪肝放入油锅中煎炒，随后放入韭菜，加入适量盐和清水，然后大火收汁。

红豆葛根羹

食材

红豆、葛根粉、红枣、冰糖各适量

做法

①红豆、红枣分别洗净，葛根粉用冷水调开；

②红豆、红枣、冰糖放入锅中，加适量水烧开；

③煮至红豆烂熟，大约需要 40 分钟；

④把调好的葛根粉搅匀，倒入烧好的汤中，边倒边搅动，变成透明糊状即可关火。

乌鸡汤

食材

乌鸡 1 只 | 红枣、桂圆、枸杞子、姜、大葱、料酒、盐各适量

做法

①乌鸡清洗干净，姜切片，大葱切段；

②锅中烧开水，转中小火，把乌鸡放入，不要盖锅盖，煮 3 分钟，捞出乌鸡沥水；

③砂锅放水，放料酒和盐搅拌均匀，放入乌鸡；

④放入红枣、桂圆、葱段、姜片煲 3 ~ 5 小时，出锅前放枸杞子即可。

五红汤

食材

红皮花生、红豆、红枣、枸杞子、红糖各适量

做法

①红豆和红皮花生，先提前浸泡一小时，红枣、枸杞子洗干净；

②把红豆、红皮花生、红枣倒入锅中，加水 1200 毫升；

③大火烧开后调到小火，煮一小时，最后加入枸杞子、红糖，继续

煮 10 分钟即可。

红焖羊肉

食材

羊肉 1000 克 | 胡萝卜 1 根 | 葱段、姜片、植物油、料酒、酱油、

生抽各适量

做法

①羊肉在清水中浸泡，去血水，胡萝卜洗净，切滚刀块；

②羊肉焯水后洗掉浮沫，锅中放入适量植物油，微热时放入葱段和

姜片，炒出香味，放入羊肉炒匀，放入胡萝卜炒匀，放入料酒、酱

油、生抽、适量清水，大火烧开；

③转小火炖至羊肉软烂，即可起锅。

葱爆海参

食材

干海参 500 克 | 葱白 1 根 | 姜 1 块 | 蚝油、鸡精、白糖、植物油
各适量

做法

①将干海参提前泡发，洗干净，切斜段；

②葱白部分也用同样刀法，切段，姜切丝；

③锅中下油烧热，下姜丝爆香；

④下葱白，慢慢煎至金黄色，加入海参；

⑤放蚝油、鸡精、白糖，翻炒几下，即可出锅。

红枣桂圆枸杞子煮鸡蛋

食材

红枣 5 枚 | 桂圆、鸡蛋、红糖、枸杞子各适量

做法

①用热水泡一下枸杞子、红枣、桂圆；

②锅中放 2 碗水，煮沸；

③把红枣、枸杞子、桂圆放入锅中，煮 20 分钟左右，打入鸡蛋；

④煮 5 分钟左右，放入红糖，然后再煮 5 分钟即可关火。

木耳炒牛肉

食材

牛肉 1000 克 | 木耳 500 克 | 线椒 300 克 | 红尖椒 1 个 |
姜片 50 克 | 蒜末 30 克 | 料酒、蒸鱼豉油、生抽、盐、鸡精、
植物油各适量

做法

①把牛肉和蔬菜都洗净，切小块；

②起油锅，倒入少许姜片和蒜末爆香，倒入牛肉翻炒几下，还有一点
血丝就盛出；

③起油锅，爆香蒜末，倒入木耳、线椒、红尖椒翻炒变色，然后倒入
牛肉翻炒，加料酒、蒸鱼豉油、生抽、盐、鸡精，翻炒均匀即可出锅。

红枣燕麦粥

食材

燕麦、红枣、冰糖各适量

做法

燕麦、红枣分别洗干净，一起放到锅里煮沸，接着用小火煮
至浓稠，可以加一点冰糖调味，待冰糖溶化之后即可。

Tips

1. 桂圆不易消化，每次吃七八个就可以，胃寒的朋友还可以加两片红参。

2. 党参红枣枸杞子茶每周喝三次，有助于补气、安神，不建议每天喝。

3. 制作糯米藕的藕要选九孔藕，会比较软糯。

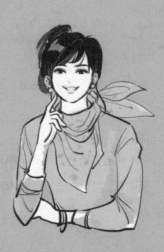

5

"拯救"头发的
饮食方案

这里给大家推荐几种能够"拯救"头发的食物，将它们搭配在一起，制作一份三餐食谱，坚持一段时间，你就能拥有一头浓密的乌发。

头发的主要成分就是蛋白质。而肉类、奶类、豆类等食物中都富含蛋白质。

富含维生素 B_2 和维生素 B_6 的食物可以促进头发生长，并且使头发呈现健康光泽。多吃动物肝脏、肉类、全谷物、豆类及某些绿叶蔬菜，如油菜、菠菜等。

含不饱和脂肪酸的食物可以改善头发干枯、分叉的问题，如鱼肉、植物油、坚果等。

缺锌会导致营养不良，影响头发生长，造成枯黄、脱落。牡蛎、小麦胚芽、山核桃都富含锌。

另外，黑色的食物不仅含有丰富的维生素和矿物质，还含有抗氧化的花青素，对乌发有很好的作用。为了护发，大家平时应该多吃黑豆、黑芝麻、黑米、桑葚等食物。

早餐

黑芝麻糊 ·········· 三黑粥 核桃黑豆豆浆 + 小麦胚芽蛋饼

全麦面包片 ·········· 杂粮馒头 ·········· 水煮蛋

午餐

瓜丁黑豆 + 蒜蓉牡蛎 ·········· 青椒炒鸡肝 ·········· 黑椒牛排

主食

黑米粥 ·········· 杂粮面 ·········· 杂粮饭

晚餐

香干炒芹菜 ·········· 香菇油菜 + 枸杞子黑豆炖羊肉 + 排骨海带汤

主食

糙米饭

加餐

桑葚干 ·········· 山核桃仁

排骨海带汤

食材

海带 500 克 | 排骨 1000 克 | 姜 10 片 | 盐适量

做法

①海带在清水里泡 10 分钟左右，洗净；

②洗净的海带在热水里焯一下，捞起洗净，切段；

③海带、排骨、姜片放锅里，加适量清水，大火煲 10 分钟，改小火煲 2 小时，关火前放盐调味。

枸杞子黑豆炖羊肉

食材

枸杞子 5 克 | 黑豆 10 克 | 羊肉 1000 克 | 姜片 5 克 | 盐适量

做法

①将羊肉洗净，切块，用开水汆去腥味；

②将枸杞子、黑豆分别淘洗干净，与羊肉共放锅内，加水和姜片，大火煮沸后，改用小火煲 2 小时，加入盐调味即可。

香干炒芹菜

食材

香干 50 克 | 芹菜 100 克 | 胡萝卜 1 根 | 猪肉 500 克 | 植物油、盐、鸡精各适量

做法

①将所有食材都切成丝；

②锅内倒适量油，将猪肉丝下入煸炒，变色后盛出；

③锅内倒入胡萝卜丝，翻炒几下，再放入芹菜和香干丝，一同翻炒 3 分钟，加入猪肉丝、盐、鸡精，再翻炒几下关火即可。

香菇油菜

食材

鲜香菇 100 克 | 油菜 200 克 | 葱段 20 克 | 盐、鸡精、水淀粉、香油、植物油各适量

做法

①油菜洗净，用手撕成条状，香菇切片，葱切末；

②锅中倒油，爆香葱碎，下香菇翻炒均匀；

③倒入油菜，大火翻炒均匀；

④加入盐、鸡精调味，然后勾入薄芡，淋上香油即可。

瓜丁黑豆

食材

黑豆100克 | 黄瓜1根 | 陈醋、盐、香油、鸡精、白糖、辣椒油各适量

做法

①黑豆提前浸泡一晚，水里加盐煮熟，黄瓜拍散，然后切丁；

②用陈醋、盐、香油、鸡精、白糖、辣椒油调成汁，将黄瓜丁、煮熟的黑豆和调汁拌匀。

青椒炒鸡肝

食材

青椒2个 | 鸡肝100克 | 蒜片20克 | 盐、水淀粉、鸡精、植物油各适量

做法

①青椒、鸡肝分别清洗干净，青椒切滚刀块，鸡肝也切块；

②锅中烧开水，下鸡肝，将鸡肝煮至七八成熟捞出；

③热油锅，下蒜片爆香，再下青椒翻炒几下，最后下鸡肝，加入盐、鸡精调味，最后加一点水淀粉，即可出锅。

蒜蓉牡蛎

食材

鲜活牡蛎10个|大蒜1头|红椒1个|香菜50克|蒸鱼豉油、生抽、植物油各适量

做法

①牡蛎用刷子仔细刷洗干净,放入蒸锅,开锅蒸10分钟;

②蒸好的牡蛎摆入盘中,大蒜切末,红椒、香菜切碎;

③锅预热加入植物油,下入蒜末炒香,加入香菜末、红椒末,倒入一点水和生抽,翻炒均匀,最后倒入蒸鱼豉油,快速翻炒均匀停火,调成料汁,用勺子把料汁浇入蒸好的牡蛎上即可。

黑芝麻糊

食材

黑芝麻、核桃仁、黑豆、黑米、桑葚各适量

做法

将所有食材炒熟后,磨成粉,取适量开水冲泡,等温度适宜的时候再喝。

三黑粥

食材

黑豆浆粉 50 克 | 血糯米 60 克 | 红皮花生 30 克 | 黑芝麻 20 克 | 红枣 10 枚 | 枸杞子适量

做法

①把血糯米、红枣、红皮花生先过一下水，除了黑豆浆粉，其他所有食材放进电饭锅里面；

②加适量水，煮 40 分钟左右，加入黑豆浆粉。黑豆浆粉本身是熟的，搅拌后再继续煮一会即可。

小麦胚芽蛋饼

食材

面粉 50 克 | 小麦胚芽 20 克 | 鸡蛋 2 个 | 盐、胡椒粉、植物油各适量

做法

①小麦胚芽冲洗一下，和面粉一起均匀搅拌在一起，把鸡蛋打散，加入盐、胡椒粉搅匀，再加入适量水，倒入面粉和小麦胚芽的混合物中和成糊状；

②锅里倒适量油，再倒入适量面糊，慢慢把面糊摊开成圆状，等面糊表面凝固后就可以翻面，待两面都金黄即可出锅。

167

核桃黑豆豆浆

食材

炒熟的核桃、芝麻、黑豆粉各适量 | 纯牛奶 200 毫升

做法

将所有食材倒进豆浆机，调至奶茶模式，启动 15 分钟即可。

黑椒牛排

食材

牛排 500 克 | 洋葱半个 | 黄油 30 克 | 黑胡椒碎、番茄酱、盐各适量

做法

①半个洋葱切碎；

②将锅烧热，放入少许黄油，下入洋葱碎炒香，加入番茄酱翻炒均匀；

③加入黑胡椒碎翻炒均匀，加入适量水熬煮至浓稠关火；

④将牛排用擀面杖敲打松散，在牛排两面撒上盐和黑胡椒碎，腌制 10 分钟；

⑤平底锅放入剩余黄油，大火放入牛排，煎 2 分钟翻面，另一面再煎 2 分钟，转中小火再煎至需要的程度，装盘后将黑胡椒料汁淋在牛排表面。

Tips

想要头发好，要注意少喝高糖饮料，一日三餐尽
量少油、少盐。

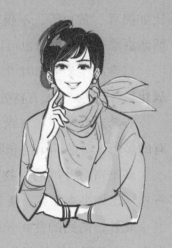

6

保护子宫和卵巢的
饮食方案

保养子宫和卵巢，可以从日常饮食入手。很多女性的子宫和卵巢功能衰退，是因为体内缺乏雌激素。因此在日常生活中，要注意多吃豆类食物，比如黑豆、黄豆等，不仅富含蛋白质、大豆异黄酮，还可以帮助双向调节雌激素水平。葛根粉也可以帮助调节植物雌激素。

富含维生素 C 和维生素 E 的食物也要多吃，这两种维生素是很强的抗氧化组合，对女生大有益处，绿叶蔬菜、胡萝卜、猕猴桃都富含这两种维生素。

香菇富含纤维素，帮助促进肠道蠕动，帮助排出垃圾。另外香菇中含有的多糖，对保养子宫和卵巢十分有益。

多吃富含叶酸的食物，对女性生殖器官也有好处。一般绿色蔬菜、全谷物，比如小麦胚芽、菠菜等，都富含叶酸。

此外，高钙的食物像虾、鸡蛋、牛奶、海带也应该多吃，对子宫和卵巢有一定的保护和修复作用。

下面我为大家制作了一些能够保养女性生殖器官的饮食食谱，大家可以根据自己的需求随意搭配。

早餐

黑豆豆浆 …… 红枣莲子豆浆 …… 葛根粉粳米粥

牛奶 …… 全麦面包 …… 水煮鸡蛋

午餐

虾仁炒西蓝花 …… 西蓝花拌小木耳 + 黄豆炖排骨 + 豆腐海带汤

银耳枸杞子鸡肝汤

主食

黑米饭 …… 面条

晚餐

香菇滑鸡 …… 西红柿牛腩 + 油菜豆腐泡 …… 素炒胡萝卜丝 + 红枣黑豆汤

黄豆猪尾汤

主食

小麦胚芽粥 …… 杂粮饭

黑豆豆浆

食材

黑豆、黄豆、白糖各适量

做法

①黑豆浸泡 30 分钟后和黄豆倒入豆浆机，加适量水；

②按下豆浆键，做好之后不需要过滤，加点白糖即可饮用。

红枣莲子豆浆

食材

去核红枣、莲子、黄豆各适量

做法

将黄豆、莲子、红枣清洗干净，放入豆浆机中，加入水。

按下豆浆键，打好之后，盛出即可饮用。

虾仁炒西蓝花

食材

大虾 100 克 | 西蓝花 50 克 | 大葱 1 根 | 蒜片 20 克 | 料酒、水淀粉、盐、蚝油、鸡精、植物油各适量

做法

①大虾剥皮，开背取出虾线，少加一点盐、料酒和蚝油增加底味；
②西蓝花掰成小朵，清洗一遍，放入水中，加一点盐浸泡几分钟；
③西蓝花焯水之后捞出，大虾焯水，变色马上捞出，大葱切葱花；
④锅中加适量植物油，下入葱花、蒜片炒出香味，加入水、蚝油、盐、鸡精搅拌均匀，加入水淀粉勾芡，搅拌均匀，下入大虾、西蓝花翻拌均匀即可。

素炒胡萝卜丝

食材

胡萝卜 1 根 | 蒜末 10 克 | 生抽、盐、植物油各适量

做法

①胡萝卜切丝；
②油锅烧热，爆香蒜末，加生抽，下胡萝卜丝翻炒均匀，待胡萝卜丝熟软，加盐出锅。

173

香菇滑鸡

食材

鸡肉 1000 克 | 香菇 500 克 | 姜 1 块 | 大蒜 1 头 | 蚝油、酱油、淀粉、盐、鸡精各适量

做法

①鸡肉洗干净后切小块，姜洗干净，切丝，大蒜去皮，拍扁，切碎；

②把姜丝和蒜碎放鸡肉里，倒入一勺蚝油和一勺酱油、少许盐和鸡精，拌匀腌制片刻；

③香菇洗干净，挤干水，切片；

④放淀粉到鸡肉里，加入香菇一起拌匀；

⑤放入大碗中，蒸 30 分钟即可。

油菜豆腐泡

食材

油菜 100 克 | 豆腐泡 200 克 | 胡萝卜 1 根 | 葱末、蒜末各 20 克 | 盐、生抽、植物油各适量

做法

①将油菜洗干净，切成两半，胡萝卜切片；

②锅中加水烧开，放入油菜焯水；

③锅中下少许油，放入葱末、蒜末炒香，倒入生抽、豆腐泡；

④加入油菜、胡萝卜、盐，大火翻炒均匀即可出锅。

西蓝花拌小木耳

食材

西蓝花 100 克 | 野生小木耳 50 克 | 葱末、姜末、蒜末各 10 克 | 花椒、八角、孜然粒、生抽、米醋、鸡精、盐、植物油各适量

做法

①小木耳提前用温水泡好，清洗干净；

②西蓝花撕成小朵，加凉水和少许盐泡一会儿；

③调汁：半小碗植物油里加入花椒、八角、葱末、姜末、蒜末，小火熬到葱末、蒜末发黄，加入孜然粒再熬一会，待孜然粒变颜色，出香味了关火；

④锅里水烧开，加入几滴植物油和少许盐，放入西蓝花焯水，断生后捞出，木耳也放开水锅里焯 2 分钟，西蓝花和木耳放在一起，倒入熬好的调汁，调入少许盐、生抽、米醋、鸡精，拌匀摆盘即可。

葛根粉粳米粥

食材

葛根粉、粳米各适量

做法

①将葛根粉用少量温水调成糊；

②粳米提前浸泡，与葛根粉糊一起倒入砂锅内，加水 500 毫升，用小火煮至粥稠即可。

西红柿牛腩

食材

牛腩 500 克 | 西红柿 1 个 | 土豆 2 个 | 姜片 40 克 | 黄酒少许 |
小葱 1 根 | 草果、八角、生抽、酱油、盐、植物油各适量

做法

①牛腩切块，用清水泡出血水后洗净，把土豆和西红柿去皮后切滚
刀块；

②把牛腩冷水下锅，加入一半姜片和一点黄酒，焯水后捞起洗净；

③另起油锅后倒入牛腩炒出香味，加入黄酒，然后倒入土豆和西红
柿煸炒出味后，加入生抽和酱油翻炒均匀，将全部食材倒入电高压
锅内，压 30 分钟即可。

黄豆猪尾汤

食材

黄豆 50 克 | 猪尾 1 根 | 胡萝卜 2 根 | 当归、黄芪、姜片、盐各适量

做法

①黄豆提前浸泡一小时；

②猪尾洗净，切段，用滚水汆烫洗净，胡萝卜去皮，切块；

③所有食材一起放进电饭锅，加适量清水，按煲汤键，煮两小时，
出锅前调入盐即可。

黄豆炖排骨

食材

猪排骨 1000 克 | 黄豆 200 克 | 红枣 10 个 | 通草、姜片、盐各适量

做法

①将猪排骨洗净，剁成块，黄豆、红枣、姜片洗净，通草洗净后用纱布包好，做成药包；

②锅内加水，大火烧开后，放入猪排骨、黄豆、红枣、姜片和药包，用小火炖两小时；

③拿出药包，加盐调味，即可关火。

红枣黑豆汤

食材

红枣、黑豆、黄芪、桂圆肉、冰糖各适量

做法

①红枣去核，黑豆洗净，泡四小时，黄芪洗净，切薄片；

②将黑豆、红枣、黄芪、桂圆肉一起放入锅内，加适量水煮40 分钟，加入冰糖搅匀即可。

豆腐海带汤

食材

豆腐 1 块 | 海带 100 克 | 葱段、姜片、盐、鸡精、香油、植物油各适量

做法

①豆腐切块，海带洗净；

②热油锅，下葱段和姜片煸出香味；

③下豆腐块稍微煸炒下，加适量水煮开；

④把海带放进去煮 2 ~ 3 分钟，加盐和鸡精出锅，浇上香油即可。

银耳枸杞子鸡肝汤

食材

银耳 200 克 | 鸡肝 100 克 | 枸杞子、料酒、姜汁、盐、芡粉各适量

做法

①将鸡肝切成薄片，芡粉、料酒、姜汁、调成料汁；

②银耳洗净，撕成小片，用清水浸泡待用，枸杞子洗净待用；

③煮清汤，调入料汁，随即放入银耳、鸡肝、枸杞子，烧沸后撇去浮沫，待鸡肝煮熟，即可盛出。

小麦胚芽粥

食材

小米、小麦胚芽、山药各适量

做法

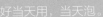①小米洗净，山药去皮，切块；

②将山药、小米放入电饭煲中，加适量水，按煮粥键，小米粥煮

至九成熟放入小麦胚芽，煮 5 分钟即可。

Tips

需要泡发的食物，一定不要泡太长时间，最

好当天用，当天泡。

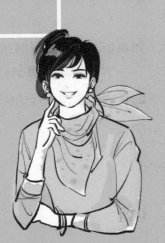

⑦

科学减肥的
饮食方案

科学地减肥可以让你不挨饿，你只需要注意在日常饮食中，将容易长肉的食物换成不爱长肉的。下面这些食物，能帮你成功减重。

想要减肥，就要限制碳水化合物的摄入量，尤其是每餐的主食，可以用燕麦、糙米、薏米等食物代替白米饭和馒头。

纤维素能够促进肠道蠕动，将体内垃圾排出体外。因此，科学的减肥食谱中，不能离开高纤维的食物，比如西芹、玉米、红薯、菌类等。

升糖指数低的食物也可以帮助你更好地减重，像鱼肉、鸡肉、黄瓜、西红柿、苦瓜等。

另外，减肥期间要注重蛋白质的摄入量，注意选择低脂、高蛋白的食物，如鸡蛋、瘦肉、豆制品等。

下面我从营养学角度，整理出了一份能减少身体脂肪生成，快速减脂的食物清单，想瘦的你可以安排起来了。

早餐

鸡蛋 + 高钙低脂牛奶 + 玉米半根或小红薯　………　全麦面包

午餐

西芹拌鸡丝　………　苦瓜炒牛肉 + 蒜蓉西蓝花　………　清炒蘑菇

凉拌黄瓜 + 金针菇汤

主食

荞麦米饭　………　黑米饭半碗　………　白米饭三分之一碗

晚餐

生菜浇汁　………　清炒豆芽 + 西红柿炒蛋　………　虾仁豆腐 + 冬瓜汤

主食

蒸土豆　………　蒸小南瓜　………　荞麦米饭　………　黑米饭三分之一碗

主食

苹果 / 黄瓜（生吃）

生菜浇汁

食材

生菜 300 克 | 大蒜 1 头 | 淀粉 50 克 | 植物油、盐、生抽、蚝油
各适量

做法

①生菜洗净，大蒜去皮，切成末；

②锅内加水烧开，下入生菜焯水半分钟，捞出沥干装盘；

③碗内加入适量清水、淀粉、盐、生抽、蚝油拌匀，调成料汁。起
油锅，下入蒜末煸香，调汁淋入锅内烧开后关火；

④把调汁淋在生菜上即可。

金针菇汤

食材

金针菇 100 克 | 瘦猪肉 50 克 | 小葱 1 根 | 植物油、盐、料酒、
生抽各适量

做法

①瘦猪肉切丝，金针菇切小段，小葱切成葱花；

②锅烧热，加少许油，下肉丝，翻炒至变色，加少量料酒、生抽；

③加入金针菇一起翻炒几次，然后加水烧煮；

④水开之后，撇去浮沫，煮 2 分钟左右，加葱花、适量盐，关火即可。

蒜蓉西蓝花

食材

西蓝花 100 克 | 植物油、盐、蒜末、鸡精各适量

做法

①西蓝花，掰成小朵，放淡盐水中浸泡 15 分钟左右；

②浸泡后的西蓝花洗净，入开水锅中焯水，水里放少许盐和油，烫至西蓝花断生后，捞出沥水；

③炒锅放适量油，放入一半的蒜末炒香，放入西蓝花翻炒；

④快速翻炒后，放入适量盐，炒匀后放鸡精；

⑤放入余下的蒜末，翻炒均匀即可出锅。

冬瓜汤

食材

冬瓜 500 克 | 虾皮 50 克 | 干贝 30 克 | 盐、姜片、胡椒粉各适量

做法

①冬瓜去皮，去瓤，切厚块，提前泡发干贝、虾皮；

②锅里加水，放入冬瓜片、姜片。大火煮开后，放入虾皮、干贝，改小火炖；

③等冬瓜透明变软后，撒盐、胡椒粉即可。

凉拌黄瓜

食材

黄瓜 1 根 | 蒜末、生抽、香醋、香油、鸡精、胡椒粉、盐各适量

做法

①黄瓜去皮，切小条；

②将黄瓜、蒜末置于大碗中，加入盐拌匀，盖上盖腌制 15 ~ 20 分钟；

③看到黄瓜腌出半碗以上的水时，将腌出的黄瓜水滤掉，再加入生抽、香醋、香油、鸡精、胡椒粉拌匀，腌 10 ~ 15 分钟即可食用。

清炒豆芽

食材

豆芽（绿豆芽和黄豆芽均可）300 克 | 大蒜 1 头 | 葱段 30 克 | 盐、鸡精、植物油各适量

做法

①豆芽洗净，用清水泡 10 分钟后捞出沥干；

②大蒜切末，葱段切葱花；

③起锅热油，放蒜末爆香，倒入豆芽翻炒；

④炒软后加盐、鸡精调味，撒上葱花即可。

西芹拌鸡丝

食材

鸡胸肉500克 | 西芹400克 | 蒜末、盐、麻油、料酒、鸡精、淀粉、醋、植物油各适量

做法

①西芹去皮，切成片，鸡胸肉洗净，切丝；

②鸡肉丝倒入适量盐、料酒和淀粉抓匀，腌制10分钟；

③锅中加水，倒入少量盐和植物油。烧开后，下入西芹，焯水10秒后捞出；

④捞出西芹过冷水，鸡丝焯水，再次水沸，捞出过冷水；

⑤西芹和鸡丝放在容器中，拌入蒜末、盐、鸡精、麻油、醋搅拌均匀即可。

西红柿炒蛋

食材

西红柿1个 | 鸡蛋2枚 | 植物油、盐、白糖、大葱各适量

做法

①西红柿切块，鸡蛋打散，大葱切碎；

②坐锅放油烧热，倒入鸡蛋液，大火迅速划炒后装盘；

③将西红柿倒入锅中，炒至出汤后，再加小半碗水进去；

④等到汤汁渐浓，把鸡蛋和葱花倒进去炒匀，加白糖和盐调味。

清炒蘑菇

食材

蘑菇 500 克 | 葱花、姜丝、生抽、盐、植物油各适量

做法

①蘑菇洗净，撕条；

②锅里烧开水，蘑菇焯水后捞出；

③锅里放油，油微热倒入葱花、姜丝；

④倒入蘑菇翻炒一会，加点生抽；

⑤小火慢慢炒，快没有水分时，加盐翻炒即可。

虾仁豆腐

食材

虾仁 500 克 | 豆腐 1 块 | 葱段、姜丝各 10 克 | 甜面酱、植物油、盐、鸡精、淀粉、生抽、芝麻油各适量

做法

①虾仁中放一点盐、淀粉，抓腌均匀，豆腐切小块；

②葱段、姜丝放碗里，加适量水，再加生抽、甜面酱、盐、芝麻油调成汁；

③锅中油烧热，下入豆腐块，用小火煎至两面金黄；

④倒入调好的汁，加盖煮 5 分钟左右；

⑤将虾仁倒入锅中，等虾仁变成红色时，加鸡精关火即可。

苦瓜炒牛肉

食材

苦瓜 1 根 | 牛肉 500 克 | 红甜椒 1 个 | 盐、鸡精、生抽、料酒、
淀粉、植物油各适量

做法

①苦瓜切片，用盐腌制 10 分钟，红甜椒切片；

②牛肉切丝，用盐、鸡精、生抽、料酒、淀粉抓匀腌制 10 分钟；

③苦瓜用清水冲洗一下；

④热油锅，油七成热放入腌制好的牛肉丝，大火煸炒 2 分钟盛出；

⑤用锅里剩下的油炒苦瓜，大火翻炒，放入红甜椒，加盐，炒 2 分钟，
再倒入牛肉丝，翻炒均匀即可。

Tips

1. 烹制减肥餐的时候，一定要清淡、少油；

2. 减肥期间每天应该喝水 2 升，多运动，走路至少 6000 步。

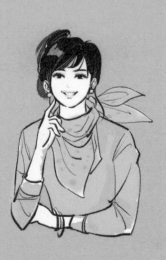